普通高等教育信息技术类系列教材

Python 语言程序设计与医学实践

主 编 白金牛 刘 亮 邢俊凤
副主编 徐 立 贾 楠 杨 敏 李彩艳

科学出版社

北 京

内 容 简 介

本书是《Python 语言程序设计与医学应用》(唐思源,郭静霞,刘心声主编,科学出版社出版)配套的实验教材。本书实验内容涵盖 Python 语言的基础知识、流程控制、函数、模块与库、文件操作以及面向对象编程等内容,帮助读者建立扎实的编程基础。同时,本书中的实验以医学应用为背景,融入医学案例和实践操作,包括数字、图像、文本、时序和生物标志物等数据的清洗、处理和统计,旨在帮助读者理解并运用 Python 编程技能解决医学领域的实际问题。此外,本书还提供了七套主教材每一章节的配套复习题以及三套全国计算机等级考试二级 Python 语言程序设计模拟试卷,帮助读者夯实 Python 语言基础。无论是医学生、医学研究人员还是临床医生,都能从中受益,提高医学数据处理和分析的能力和质量。

图书在版编目(CIP)数据

Python 语言程序设计与医学实践 / 白金牛,刘亮,邢俊凤主编. -- 北京:科学出版社,2025.2. --(普通高等教育信息技术类系列教材).
ISBN 978-7-03-080886-8

Ⅰ. R319

中国国家版本馆 CIP 数据核字第 2024QA2447 号

责任编辑:宋 丽 袁星星 / 责任校对:赵丽杰
责任印制:吕春珉 / 封面设计:东方人华平面设计部

科 学 出 版 社 出版

北京东黄城根北街 16 号
邮政编码:100717
http://www.sciencep.com

三河市中晟雅豪印务有限公司印刷
科学出版社发行 各地新华书店经销
*

2025 年 2 月第 一 版 开本:787×1092 1/16
2025 年 2 月第一次印刷 印张:11 3/4
字数:279 000

定价:60.00 元
(如有印装质量问题,我社负责调换)

销售部电话 010-62136230 编辑部电话 010-62135763-2047

本书编委会

主　编　白金牛　刘　亮　邢俊凤

副主编　徐　立　贾　楠　杨　敏　李彩艳

参　编（以姓氏笔画为序）

马　宁　马　勇　王　彤　王乃钰

王海霞　白云鹏　白云霞　李慧萍

吴　燕　张腾达　苗　玥　郝再兴

柳　原　高　琦　郭静霞　唐思源

崔　媛

前　言

PREFACE

　　在当今数字化时代，医学领域积累了大量的数据，从患者的临床信息到生物医学影像，再到各种医学检验数据，这些数据的处理和分析对医学研究和临床实践具有重要意义。Python 作为一种简单易学、功能强大的编程语言，成为医学及工程相关专业人士的首选工具之一。本书旨在帮助医学领域的学习者和从业者掌握 Python 编程技能，并将其应用于医学数据处理和分析。

　　本书以系统的 Python 语言教学为基础，面向医学数据处理与分析的实际需求，涵盖了 Python 语言的基本概念、语法和常用库等实验范例，旨在帮助读者快速入门并掌握 Python 编程技能，从而能够熟练地处理和分析各类医学数据。

　　本书分为两篇。第一篇为实验篇，共分为七个实验。实验 1 为初识 Python，包括基本的输入/输出和简单的数值运算等。实验 2 为 Python 基本语法和数据类型，为后续学习打下坚实的基础。实验 3 为 Python 程序的流程控制，包括输入/输出函数、程序设计流程以及流程控制在医学数据分析中的综合应用。实验 4 为 Python 函数，包括函数相关实验以及函数在医学数据处理中的应用范例。实验 5 为 Python 库操作，包括标准库和第三方库的导入和应用。实验 6 为 Phthon 文件操作，包括各种常见格式文件的处理方法。实验 7 为 Python 面向对象程序设计，包括类和对象的创建、封装和访问控制、继承和派生、多态和方法重载等，旨在通过代码实践提升读者的编程思维和技能。

　　第二篇为习题篇，包括七套《Python 语言程序设计与医学应用》每一章节的配套总习题，以及三套全国计算机等级考试二级 Python 语言程序设计模拟试卷。通过大量的练习，帮助读者更好地理解和掌握 Python 编程技能，并能够灵活运用到医学数据的处理和分析中。

　　本书编者均来自内蒙古科技大学包头医学院，由白金牛、刘亮、邢俊凤担任主编，徐立、贾楠、杨敏、李彩艳担任副主编。参与编写的人员还有：马宁、马勇、王彤、王乃钰、王海霞、白云鹏、白云霞、李慧萍、吴燕、张腾达、苗玥、郝再兴、柳原、高琦、郭静霞、唐思源、崔媛。

　　在编写本书的过程中，编者充分考虑了读者的实际需求和学习特点，力求内容通俗易懂，实用性强。无论是医学生、医学研究人员还是临床医生，都可以通过本书快速学习并应用 Python 编程，从而提高医学数据处理的效率和质量。希望本书能够成为医学专业人士学习 Python 编程的良师益友，为医学数据处理和分析提供更多可能性，推动医学领域的数字化转型和发展。

目 录

CONTENTS

实 验 篇

实验 1 初识 Python 3

  1.1 Python 基础实验 3

  1.2 基本算术运算 3

  1.3 Python 基本数据类型 5

  1.4 Python 的输入/输出 5

实验 2 Python 基本语法和数据类型 7

  2.1 关键字和标识符 7

  2.2 常量和变量 7

  2.3 Python 基本数据类型 9

  2.4 Python 字符串 12

  2.5 Python 组合数据类型 20

  2.6 医学数据的综合应用 28

实验 3 Python 程序的流程控制 32

  3.1 输入/输出函数 32

  3.2 分支结构 35

  3.3 循环结构 38

  3.4 流程控制在医学数据分析的综合应用 40

实验 4 Python 函数 42

  4.1 函数的基本使用 42

  4.2 函数的参数传递 44

  4.3 局部变量和全局变量 52

  4.4 Python 常用内置函数 53

  4.5 匿名函数 56

  4.6 递归函数 57

    4.7 异常处理 ································· 64
    4.8 医学数据处理中的函数应用 ················· 66

实验 5　Python 库操作 ······································· 68
    5.1 Python 标准库 ··························· 68
    5.2 Python 第三方库 ·························· 76

实验 6　Python 文件操作 ····································· 92
    6.1 文件打开和关闭 ·························· 92
    6.2 文件读写操作 ··························· 94
    6.3 CSV 文件处理 ··························· 96
    6.4 JSON 文件处理 ·························· 98

实验 7　Python 面向对象程序设计 ······························ 102
    7.1 面向对象程序设计实验一 ················· 102
    7.2 面向对象程序设计实验二 ················· 106

习　题　篇

总复习题一 ··· 111

总复习题二 ··· 114

总复习题三 ··· 120

总复习题四 ··· 128

总复习题五 ··· 136

总复习题六 ··· 145

总复习题七 ··· 149

全国计算机等级考试二级 Python 语言程序设计模拟试卷一 ··········· 156

全国计算机等级考试二级 Python 语言程序设计模拟试卷二 ··········· 163

全国计算机等级考试二级 Python 语言程序设计模拟试卷三 ··········· 171

参考文献 ··· 180

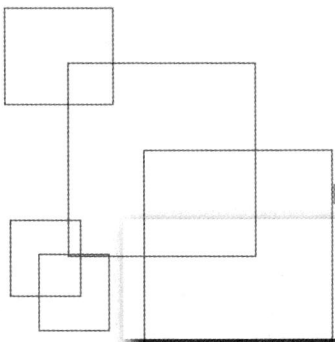

实　验　篇

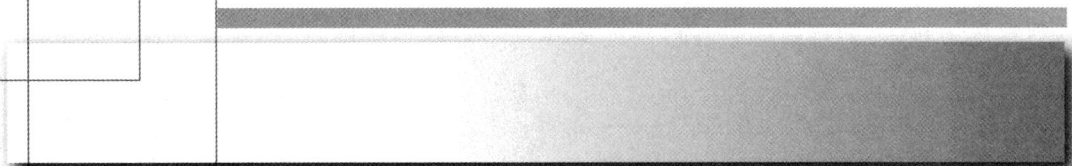

实验 1　初识 Python

1.1　Python 基础实验

【实验范例 1.1】打印 Hello World。

实验目的：掌握 Python 解释器的使用方法，并使用其打印 "Hello World"。

实验内容：用户新建一个文件夹，命名为 "学号+姓名"，并新建一个 .py 文件放在此文件夹下，命名为 "学号"。

实验代码：

```
1   # 用户完成第一个程序 Hello World
2   print("Hello World")
3   # 最终将输出 Hello World
```

实验结果：

```
Hello World
```

代码解析：

在本例中，需要掌握的是 Python 的文件方式使用运行。在实际使用中，交互方式更多的是供练习使用，而文件方式通常适合编写更长、更复杂的代码。print() 函数为打印输出函数，是 Python 中常用的一个函数。课后大家可以尝试打印自己的名字、座右铭和喜欢的诗句等。

1.2　基本算术运算

【实验范例 1.2】实现加减乘除基本运算。

实验目的：了解 Python 中的基本算术运算符（加法、减法、乘法、除法），熟悉 Python 中的运算符优先级，学习如何在 Python 中执行基本算术运算。

实验内容：加法、减法、乘法、除法运算、混合运算和运算符优先级。

实验代码：

```
1   #  1.加法运算
2   a=4
3   b=5
```

```
4    result_add=a+b
5    print("加法运算结果：",result_add)
6
7    #   2.减法运算
8    c=6
9    d=7
10   result_sub=c-d
11   print("减法运算结果：",result_sub)
12
13   #   3.乘法运算
14   e=8
15   f=9
16   result_mul=e*f
17   print("乘法运算结果：",result_mul)
18
19   #   4.除法运算
20   g=10
21   h=11
22   result_div=g/h
23   print("除法运算结果：",result_div)
24
25   #   5.混合运算
26   mixed_result=a+b-c*d/e
27   print("混合运算结果：",mixed_result)
28
29   #   6.运算符优先级
30   priority_result=a+b*c/d-e
31   print("运算符优先级结果：",priority_result)
```

实验结果：

加法运算结果：9
减法运算结果：-1
乘法运算结果：72
除法运算结果：0.9090909090909091
混合运算结果：3.75
运算符优先级结果：0.2857142857142847

代码解析：

以上代码示例演示了 Python 中基本的算术运算及相关概念，不仅展示了"+""-""*""/"的基本运算，还演示了运算符优先级的影响，表达式中使用了加法、减法、乘法和除法运算符，验证了 Python 中运算符优先级规则。

1.3 Python 基本数据类型

【实验范例 1.3】基本数据类型。

实验目的：了解 Python 中的整数、浮点数、字符串等基本数据类型。

实验内容：打印整数类型、浮点数类型、字符串类型。

实验代码：

```
1   num1=2
2   num2=3
3
4   num3=3.14
5   num4=-2.5
6
7   string1='Hello'
8   string2="World"
9   print("整数类型：",num1,num2)
10  print("浮点数类型：",num3,num4)
11  print("字符串类型：",string1,string2)
```

实验结果：

```
整数类型：2 3
浮点数类型：3.14 -2.5
字符串类型：Hello World
```

代码解析：

（1）整数是没有小数部分的数值，可以是正数、负数或零。在 Python 中，整数类型使用 int 表示，如 1 和 2。

（2）浮点数是带有小数部分的数值，可以是正数、负数或零。在 Python 中，浮点数类型使用 float 表示，如 3.14 和-2.5。

（3）字符串是由字符组成的序列，用于表示文本数据。在 Python 中，字符串类型使用 str 表示，可以使用单引号或双引号来定义，如'Hello'和"World"。

1.4 Python 的输入/输出

【实验范例 1.4】Python 的输入和输出。

实验目的：了解 Python 的输入和输出概念。

实验内容：学习 input()函数、print()函数的使用方法。

实验代码：

```
1   # 输入实验
2   user_input=input("请输入您的姓名：")
3   print("您输入的姓名是：",user_input)
4   # 输出实验
5   output_value=user_input
6   print("输出结果为：你好，",output_value)
```

实验结果：

> 请输入您的姓名：张三
> 您输入的姓名是：张三
> 输出结果为：你好，张三

代码解析：

通过调用 input()函数，程序会暂停运行，并等待用户在终端输入信息。用户输入信息后，程序将获取用户输入的内容，并将其赋值给一个变量。最后，程序将获取到的用户输入信息使用 print()函数输出到终端。

实验 2　Python 基本语法和数据类型

2.1　关键字和标识符

【实验范例 2.1】输出关键字和标识符。

实验目的：熟悉 35 个关键字。

实验内容：编写程序，输出 Python 中的所有关键字。

实验代码：

```
1  import keyword
2  print(keyword.kwlist)
```

实验结果：

```
['False', 'None', 'True', 'and', 'as', 'assert', 'async', 'await',
'break', 'class', 'continue', 'def', 'del', 'elif', 'else', 'except',
'finally', 'for', 'from', 'global', 'if', 'import', 'in', 'is',
'lambda', 'nonlocal', 'not', 'or', 'pass', 'raise', 'return', 'try',
'while', 'with', 'yield']
```

代码解析：

keyword 模块中的 kwlist 列表存放了 Python 中所有的关键字。

2.2　常量和变量

【实验范例 2.2】常量定义。

实验目的：了解常量的概念。

实验内容：编写程序，定义一个常量 PI，赋值为 3.14，并输出该常量的值。

实验代码：

```
1  PI = 3.14
2  print(PI)
```

实验结果：

```
3.14
```

代码解析：

定义一个常量 PI，赋值为 3.14，并使用 print()函数输出该常量的值。

【实验范例 2.3】变量定义。

实验目的： 了解变量的概念。

实验内容： 编写程序，定义一个变量，赋值为字符串'Hello, World!'，并输出该变量的值。

实验代码：

```
1  my_str = 'Hello, World!'
2  print(my_str)
```

实验结果：

```
Hello, World!
```

代码解析：

定义一个字符串变量 my_str，赋值为'Hello, World!'，并使用 print()函数输出该变量的值。

【实验范例 2.4】变量赋值。

实验目的： 了解变量赋值。

实验内容： 编写程序，定义一个变量，赋值为整数 42，输出该变量的值，然后将该变量的值修改为字符串'42'，并再次输出该变量的值。

实验代码：

```
1  my_var = 42
2  print(my_var)
3  my_var = '42'
4  print(my_var)
```

实验结果：

```
42
42
```

代码解析：

定义一个整数变量 my_var，赋值为 42，使用 print()函数输出该变量的值，然后将变量的值修改为字符串'42'，并再次使用 print()函数输出该变量的值。

【实验范例 2.5】变量交换。

实验目的： 了解变量交换。

实验内容： 编写程序，定义两个变量 x 和 y，交换它们的值，并输出交换后的结果。

实验代码：

```
1  x = 10
2  y = 20
```

```
3   x, y = y, x
4   print(x, y)
```

实验结果：

```
20 10
```

代码解析：

定义两个变量 x 和 y，赋值分别为 10 和 20，使用多重赋值语句交换它们的值，然后使用 print()函数输出交换后的结果。

【实验范例 2.6】变量运算。

实验目的： 掌握变量运算方法。

实验内容： 编写程序，定义两个变量，计算它们的和并输出结果。

实验代码：

```
1   a = 10
2   b = 20
3   print(a + b)
```

实验结果：

```
30
```

代码解析：

定义两个变量 a 和 b，使用"+"运算符计算它们的和并输出结果。

【实验范例 2.7】拼接字符串变量。

实验目的： 掌握拼接字符串变量的方法。

实验内容： 定义两个字符串变量，将它们拼接起来并输出结果。

实验代码：

```
1   str1 = 'Hello'
2   str2 = 'World'
3   print(str1 + str2)
```

实验结果：

```
HelloWorld
```

代码解析：

定义两个字符串变量 str1 和 str2，使用"+"运算符将它们拼接起来并输出结果。

2.3 Python 基本数据类型

【实验范例 2.8】整数和浮点数运算。

实验目的：了解并掌握整数和浮点数运算方法。

实验内容：计算整数类型、浮点数类型的和、积、商。

实验代码：

```
1  a = 10
2  b = 3.5
3  c = a + b
4  d = a * b
5  e = a / 3    # 注意：整数相除得到的结果为浮点数
6  print(c, d, e)
```

实验结果：

```
13.5 35.0 3.3333333333333335
```

代码解析：

变量 a 存储了一个整数 10，变量 b 存储了一个浮点数 3.5。变量 c 存储了 a 和 b 相加的结果，变量 d 存储了 a 和 b 相乘的结果，变量 e 存储了 a 除以 3 的结果（注意整数相除会得到浮点数结果）。打印出 c、d 和 e 的值，结果分别为 13.5、35.0 和 3.3333333333333335。

【实验范例 2.9】复数运算。

实验目的：掌握复数的运算。

实验内容：计算复数的和、积。

实验代码：

```
1  a = 3 + 4j
2  b = 1 - 2j
3  c = a + b
4  d = a * b
5  print(c, d)
```

实验结果：

```
4+2j  11-2j
```

代码解析：

变量 a 存储了一个复数 3+4j，变量 b 存储了一个复数 1-2j，变量 c 存储了 a 和 b 的和，变量 d 存储了 a 和 b 的乘积。打印出 c 和 d 的值，结果分别为 4+2j 和 11-2j。

【实验范例 2.10】整型与浮点型转换。

实验目的：掌握整型与浮点型的转换方法。

实验内容：浮点数与整数类型互换。

实验代码:

```
1   a = 3.8
2   b = int(a)    # 浮点数转换为整数,将会向下取整
3   c = float(b)  # 整数转换为浮点数
4   print(b, c)
```

实验结果:

```
3 3.0
```

代码解析:

变量 a 存储了一个浮点数 3.8。将 a 的类型转换为整数类型得到变量 b,由于向下取整,b 的值为 3。将 b 的类型转换为浮点数类型得到变量 c,c 的值为 3.0。打印出 b 和 c 的值,结果分别为 3 和 3.0。

【实验范例 2.11】模运算。

实验目的:掌握模运算。

实验内容:取模运算。

实验代码:

```
1   a = 17
2   b = 5
3   c = a % b  # 取模运算,求 a 除以 b 的余数
4   print(c)
```

实验结果:

```
2
```

代码解析:

变量 a 存储了一个整数 17,变量 b 存储了一个整数 5。对 a 除以 b 进行取模运算,结果存储在变量 c 中。打印出 c 的值,结果为 2。

【实验范例 2.12】幂运算。

实验目的:掌握幂运算。

实验内容:计算 a 的 b 次方。

实验代码:

```
1   a = 2
2   b = 3
3   c = a ** b  # 幂运算,计算 a 的 b 次方
4   print(c)
```

实验结果:

8

代码解析：

变量 a 存储了一个整数 2，变量 b 存储了一个整数 3。计算 a 的 b 次方，结果存储在变量 c 中。打印出 c 的值，结果为 8。

【实验范例 2.13】type()函数。

实验目的： 熟悉 type()函数。

实验内容： 编写程序，定义一个变量，输出该变量的数据类型。

实验代码：

```
1  var = 42
2  print(type(var))
```

实验结果：

```
<class 'int'>
```

代码解析：

使用 type()函数可以输出变量的数据类型。

【实验范例 2.14】布尔值变量。

实验目的： 了解布尔值变量。

实验内容： 编写程序，定义一个变量，赋值为布尔值 True，输出该变量的类型和值，并将该变量的值修改为字符串 'True'，再次输出该变量的类型和值。

实验代码：

```
1  my_bool = True
2  print(type(my_bool), my_bool)
3  my_bool = 'True'
4  print(type(my_bool), my_bool)
```

实验结果：

```
<class 'bool'> True
<class 'str'> True
```

代码解析：

定义一个布尔变量 my_bool，赋值为 True，使用 type()函数输出该变量的类型，并使用 print()函数输出该变量的值。然后将变量的值修改为字符串'True'，并再次使用 type()函数和 print()函数输出该变量的类型和值。

2.4 Python 字符串

【实验范例 2.15】创建字符串。

实验目的： 掌握使用单引号或双引号创建字符串的方法。

实验内容：创建一个包含你名字的字符串，并打印输出。

实验代码：

```
1  name = 'Alice'
2  print(name)
```

实验结果：

```
Alice
```

代码解析：

在这个例子中，我们使用单引号来创建字符串，并将其赋值给变量 name，然后使用 print()函数打印出这个字符串。

【实验范例 2.16】创建包含引号的字符串。

实验目的：掌握使用转义字符创建包含引号的字符串的方法。

实验内容：创建一个包含双引号的字符串，并打印输出。

实验代码：

```
1  sentence = "She said, \"Hello!\""
2  print(sentence)
```

实验结果：

```
She said, "Hello!"
```

代码解析：

在这个例子中，我们使用双引号来创建字符串，并通过使用转义字符"\""来表示双引号。这样就可以在字符串中包含双引号，然后使用 print()函数打印出这个字符串。

【实验范例 2.17】创建多行字符串。

实验目的：掌握使用三引号创建多行字符串的方法。

实验内容：创建一个包含多行文本的字符串，并打印输出。

实验代码：

```
1  poem = '''Twinkle, twinkle, little star,
2  How I wonder what you are,
3  Up above the world so high,
4  Like a diamond in the sky.'''
5  print(poem)
```

实验结果：

```
Twinkle, twinkle, little star,
How I wonder what you are,
Up above the world so high,
Like a diamond in the sky.
```

代码解析：

在这个例子中，我们使用三个单引号来创建多行字符串，并将其赋值给变量 poem，然后使用 print()函数打印出这个多行字符串。

【实验范例 2.18】创建空字符串。

实验目的：掌握创建空字符串的方法。

实验内容：创建一个空字符串，并打印输出。

实验代码：

```
1  empty_string = ''
2  print(empty_string)
```

实验结果：

代码解析：

在这个例子中，我们直接使用两个单引号之间没有任何字符来创建一个空字符串，并使用 print()函数打印出这个空字符串。

【实验范例 2.19】连接字符串。

实验目的：掌握使用"+"运算符连接字符串的方法。

实验内容：将两个字符串"Hello"和"World"连接起来，并打印输出。

实验代码：

```
1  greeting = "Hello" + " " + "World"
2  print(greeting)
```

实验结果：

```
Hello World
```

代码解析：

在这个例子中，我们使用"+"运算符来连接两个字符串，并将结果赋值给变量 greeting，然后使用 print()函数打印出连接后的字符串。

【实验范例 2.20】索引访问字符串中的字符。

实验目的：掌握使用索引访问字符串中的字符的方法。

实验内容：访问字符串"Python"中的第三个字符，并打印输出。

实验代码：

```
1  word = "Python"
2  third_char = word[2]
3  print(third_char)
```

实验结果：

```
t
```

代码解析：

在这个例子中，我们使用索引值 2 来访问字符串"Python"中的第三个字符't'（索引从 0 开始），然后将这个字符赋值给变量 third_char，并使用 print()函数打印出来。

【实验范例 2.21】字符串切片。

实验目的：熟悉使用切片访问字符串中的子字符串。

实验内容：从字符串"Hello, World!"中提取"Hello"并打印输出。

实验代码：

```
1  sentence = "Hello, World!"
2  hello = sentence[:5]
3  print(hello)
```

实验结果：

```
Hello
```

代码解析：

在这个例子中，我们使用切片操作[:5]来提取字符串"Hello"，然后将结果赋值给变量 hello，最后使用 print()函数将其打印出来。

【实验范例 2.22】索引字符串中的字符。

实验目的：熟悉使用索引访问字符串中的字符。

实验内容：从字符串"Programming"中获取倒数第二个字符，并打印输出。

实验代码：

```
1  word = "Programming"
2  second_last_char = word[-2]
3  print(second_last_char)
```

实验结果：

```
n
```

代码解析：

在这个例子中，我们使用负数索引-2 来访问字符串"Programming"中的倒数第二个字符'n'，然后将这个字符赋值给变量 second_last_char，并使用 print()函数将其打印出来。

【实验范例 2.23】字符串索引和切片。

实验目的：掌握字符串索引和切片操作。

实验内容：通过使用索引、切片获取字符串中的特定字符。

实验代码：

```
1  a = "Hello"
2  b = a[0]    # 获取字符串的第一个字符
3  c = a[-1]   # 获取字符串的最后一个字符
4  d = a[1:4]  # 获取字符串的第 2 到 4 个字符（不包含第 4 个字符）
5  print(b, c, d)
```

实验结果：

```
H o ell
```

代码解析：

（1）变量 a 存储了一个字符串"Hello"。

（2）变量 b 存储了字符串 a 的第一个字符，即"H"。变量 c 存储了字符串 a 的最后一个字符，即"o"。

（3）通过使用切片，可以获取字符串中的一部分子串。变量 d 存储了字符串 a 的第 2 到 4 个字符（不包含第 4 个字符），即"ell"。

（4）打印出 b、c 和 d 的值，结果分别为"H"、"o"和"ell"。

【实验范例 2.24】字符串切片示例 1。

实验目的： 掌握访问子字符串的方法。

实验内容： 从字符串"Data Science"中提取"Science"并打印输出。

实验代码：

```
1   phrase = "Data Science"
2   science = phrase[5:]
3   print(science)
```

实验结果：

```
Science
```

代码解析：

在这个例子中，我们使用切片操作[5:]来提取字符串"Science"，然后将结果赋值给变量 science，最后使用 print()函数将其打印出来。

【实验范例 2.25】字符串切片示例 2。

实验目的： 掌握访问偶数位置的字符的方法。

实验内容： 从字符串"abcdefg"中提取偶数位置的字符，并打印输出。

实验代码：

```
1   letters = "abcdefg"
2   even_chars = letters[1::2]
3   print(even_chars)
```

实验结果：

```
bdf
```

代码解析：

在这个例子中，我们使用步长为 2 的切片操作[1::2]来提取偶数位置的字符'b', 'd', 'f'，然后将结果赋值给变量 even_chars，最后使用 print()函数将其打印出来。

【实验范例 2.26】字符串长度。

实验目的： 掌握计算字符串长度的方法。

实验内容：计算字符串"Hello, World!"的长度，并打印输出。

实验代码：

```
1  sentence = "Hello, World!"
2  length = len(sentence)
3  print(length)
```

实验结果：

```
13
```

代码解析：

在这个例子中，我们使用内置函数 len()来计算字符串"Hello, World!"的长度，并将结果赋值给变量 length，最后使用 print()函数将其打印出来。

【实验范例 2.27】判断字符串是否包含特定字符。

实验目的：掌握判断字符串是否包含特定字符的方法。

实验内容：判断字符串"Python"是否包含字符 'y'，并打印输出结果。

实验代码：

```
1  word = "Python"
2  contains_y = 'y' in word
3  print(contains_y)
```

实验结果：

```
True
```

代码解析：

在这个例子中，我们使用关键字 in 来判断字符'y'是否存在于字符串"Python"中。如果存在，结果为 True，否则结果为 False。然后将结果赋值给变量 contains_y，最后使用 print()函数将其打印出来。

【实验范例 2.28】字符串转换为大写或小写。

实验目的：掌握将字符串转换为大写或小写的方法。

实验内容：将字符串"Hello, World!"转换为大写，并打印输出。

实验代码：

```
1  sentence = "Hello, World!"
2  uppercase = sentence.upper()
3  print(uppercase)
```

实验结果：

```
HELLO, WORLD!
```

代码解析：

在这个例子中，我们使用字符串的 upper()方法将字符串"Hello, World!"转换为大写形式，并将结果赋值给变量 uppercase，最后使用 print()函数将其打印出来。

【实验范例 2.29】字符串转换为标题形式。

实验目的： 掌握将字符串转换为标题形式的方法。

实验内容： 将字符串"data science"转换为标题形式，并打印输出。

实验代码：

```
1  phrase = "data science"
2  title_case = phrase.title()
3  print(title_case)
```

实验结果：

```
Data Science
```

代码解析：

在这个例子中，我们使用字符串的 title()方法将字符串"data science"转换为标题形式（即每个单词的首字母大写），并将结果赋值给变量 title_case，最后使用 print()函数将其打印出来。

【实验范例 2.30】替换字符串内容。

实验目的： 掌握替换字符串中的部分内容的方法。

实验内容： 将字符串"Hello, World!"中的"World"替换为"Universe"，并打印输出。

实验代码：

```
1  sentence = "Hello, World!"
2  new_sentence = sentence.replace("World", "Universe")
3  print(new_sentence)
```

实验结果：

```
Hello, Universe!
```

代码解析：

在这个例子中，我们使用字符串的 replace()方法将字符串"Hello, World!"中的"World"替换为"Universe"，并将结果赋值给变量 new_sentence，最后使用 print()函数将共打印出来。

【实验范例 2.31】格式化字符串。

实验目的： 掌握格式化字符串的方法。

实验内容： 使用格式化字符串将变量的值插入字符串中，并打印输出。

实验代码：

```
1  name = "Alice"
2  age = 25
3  height = 1.68
4  message = f"My name is {name}, I'm {age} years old, and I'm {height} meters tall."
5  print(message)
```

实验结果：

```
My name is Alice, I'm 25 years old, and I'm 1.68 meters tall.
```

代码解析：

在这个例子中，我们使用格式化字符串（以 f 开头）将变量 name、age 和 height 的值插入字符串中。其中，用花括号{}包围的部分会被替换为对应变量的值。最后使用 print()函数将其打印出来。

【实验范例 2.32】使用 format()方法格式化字符串。

实验目的：熟悉使用 format()方法进行字符串格式化。

实验内容：使用 format()方法将变量的值插入字符串中，并打印输出。

实验代码：

```
1  name = "Bob"
2  age = 30
3  height = 1.75
4  message = "My name is {}, I'm {} years old, and I'm {} meters tall."
5  .format(name, age, height)
6  print(message)
```

实验结果：

```
My name is Bob, I'm 30 years old, and I'm 1.75 meters tall.
```

代码解析：

在这个例子中，我们使用 format()方法将变量 name、age 和 height 的值插入字符串中。在字符串中使用花括号 "{}" 表示要插入的位置，然后调用 format()方法传入相应的变量。最后使用 print()函数将其打印出来。

【实验范例 2.33】字符串重复。

实验目的：掌握字符串重复的方法。

实验内容：将变量 a 中的字符串重复 3 次，并打印输出。

实验代码：

```
1  a = "Hello"
2  b = a * 3
3  print(b)
```

实验结果：

```
HelloHelloHello
```

代码解析：

变量 a 存储了一个字符串"Hello"。通过使用 "*" 运算符将变量 a 中的字符串重复 3 次,得到一个新的字符串。打印出重复后的变量 b 中的字符串,结果为"HelloHelloHello"。

【实验范例 2.34】字符串切割。

实验目的：掌握字符串切割的方法。

实验内容：将字符串切割成多个子串，并打印输出。

实验代码：

```
1   a = "Hello,World"
2   b = a.split(",")   # 使用逗号作为分隔符,将字符串切割成多个子串
3   print(b)
```

实验结果：

```
['Hello', 'World']
```

代码解析：

变量 a 存储了一个字符串"Hello,World"。使用 split()方法可以将字符串按照指定的分隔符进行切割，并返回一个包含切割后子串的列表。使用逗号作为分隔符将字符串 a 进行切割，得到一个列表存储在变量 b 中，并打印出 b 的值，结果为["Hello", "World"]。

2.5 Python 组合数据类型

【实验范例 2.35】列表创建和访问。

实验目的：掌握列表创建和访问的方法。

实验内容：创建一个名为 fruits 的列表，并访问其元素。

实验代码：

```
1   fruits = ["apple", "banana", "orange"]
2   print(fruits[0])   # 访问列表中的第一个元素
3   print(fruits[1])   # 访问列表中的第二个元素
4   print(fruits[2])   # 访问列表中的第三个元素
```

实验结果：

```
apple
banana
orange
```

代码解析：

本例创建了一个名为 fruits 的列表，包含三个元素"apple"、"banana"和"orange"。列表中的每个元素都有一个索引，从 0 开始计数。通过使用索引可以访问列表中特定位置的元素。打印出 fruits 列表中索引为 0、1 和 2 的元素，即"apple"、"banana"和"orange"。

【实验范例 2.36】列表长度和切片。

实验目的：掌握获取列表长度和切片的操作。

实验内容：创建一个名为 fruits 的列表，获取其长度，并访问其元素。

实验代码：

```
1  fruits = ["apple", "banana", "orange"]
2  length = len(fruits)  # 获取列表的长度
3  print(length)
4  subset = fruits[1:3]  # 切片操作，获取列表的第2到第3个元素（不包含第3个元素）
5  print(subset)
```

实验结果：

```
3
['banana', 'orange']
```

代码解析：

本例创建了一个名为 fruits 的列表，包含三个元素"apple"、"banana"和"orange"。使用 len()函数可以获取列表的长度，即列表中元素的个数。将列表 fruits 的长度存储在变量 length 中，并打印出 length 的值，结果为 3。使用切片操作可以获取列表中的一部分子列表。fruits[1:3]表示获取列表 fruits 中索引为 1 到 2 的元素（不包含索引为 3 的元素），即["banana", "orange"]。

【实验范例 2.37】追加和删除列表元素。

实验目的：掌握追加和删除列表元素的方法。

实验内容：创建一个名为 fruits 的列表，追加并删除列表元素。

实验代码：

```
1  fruits = ["apple", "banana", "orange"]
2  fruits.append("grape")   # 在列表末尾追加一个元素
3  print(fruits)
4  fruits.remove("banana")   # 删除列表中的某个元素
5  print(fruits)
```

实验结果：

```
['apple', 'banana', 'orange', 'grape']
['apple', 'orange', 'grape']
```

代码解析：

本例创建了一个名为 fruits 的列表，包含三个元素"apple"、"banana"和"orange"。使用 append()方法可以在列表末尾追加一个元素。fruits.append("grape")表示在列表 fruits 末尾追加一个元素"grape"。打印出追加后的 fruits 列表，结果为["apple", "banana", "orange", "grape"]。使用 remove()方法可以删除列表中的某个元素。fruits.remove("banana")表示删除列表 fruits 中的元素"banana"。打印出删除后的 fruits 列表，结果为["apple", "orange", "grape"]。

【实验范例 2.38】列表排序。

实验目的：掌握列表排序的方法。

实验内容：创建一个名为 numbers 的列表，并对列表排序。

实验代码：

```
1    numbers = [3, 1, 2]
2    numbers.sort()   # 对列表进行升序排序
3    print(numbers)
```

实验结果：

```
[1, 2, 3]
```

代码解析：

本例创建了一个名为 numbers 的列表，包含三个元素：3、1 和 2。使用 sort()方法可以对列表进行排序。numbers.sort()表示对列表 numbers 进行升序排序。打印出排序后的 numbers 列表，结果为[1, 2, 3]。

【实验范例 2.39】列表拼接。

实验目的：掌握列表拼接的方法。

实验内容：创建两个列表 list1 和 list2，将两个列表进行拼接。

实验代码：

```
1    list1 = [1, 2, 3]
2    list2 = [4, 5, 6]
3    list3 = list1 + list2  # 拼接两个列表
4    print(list3)
```

实验结果：

```
[1, 2, 3, 4, 5, 6]
```

代码解析：

本例创建了两个列表 list1 和 list2，分别包含三个元素，即[1, 2, 3]和[4, 5, 6]。使用"+"运算符可以将两个列表进行拼接。list3 = list1 + list2 表示拼接 list1 和 list2，得到一个新的列表 list3。打印出拼接后的列表 list3，结果为[1, 2, 3, 4, 5, 6]。

【实验范例 2.40】元组创建和访问。

实验目的：掌握元组创建和访问的方法。

实验内容：创建一个名为 fruits 的元组，通过使用索引可以访问元组中特定位置的元素。

实验代码：

```
1    fruits = ("apple", "banana", "orange")
2    print(fruits[0])   # 访问元组中的第一个元素
3    print(fruits[1])   # 访问元组中的第二个元素
4    print(fruits[2])   # 访问元组中的第三个元素
```

实验结果：

```
apple
```

```
banana
orange
```

代码解析：

本例创建了一个名为 fruits 的元组，包含三个元素"apple"、"banana"和"orange"。元组中的每个元素都有一个索引，从 0 开始计数。通过使用索引可以访问元组中特定位置的元素。打印出 fruits 元组中索引为 0、1 和 2 的元素，即"apple"、"banana"和"orange"。

【实验范例 2.41】元组的长度和切片。

实验目的：掌握获取元组长度和切片的操作。

实验内容：创建一个名为 fruits 的元组，使用 len()函数可以获取元组的长度，使用切片操作可以获取元组中的一部分子元组。

实验代码：

```
1   fruits = ("apple", "banana", "orange")
2   length = len(fruits)  # 获取元组的长度
3   print(length)
4   subset = fruits[1:3]  # 切片操作，获取元组中第 2 到第 3 个元素（不包含第 3 个元素）
5   print(subset)
```

实验结果：

```
3
('banana', 'orange')
```

代码解析：

本例创建了一个名为 fruits 的元组，包含三个元素"apple"、"banana"和"orange"。使用 len()函数可以获取元组的长度，即元组中元素的个数。将元组 fruits 的长度存储在变量 length 中，并打印出 length 的值，结果为 3。使用切片操作可以获取元组中的一部分子元组。fruits[1:3]表示获取元组 fruits 中索引为 1 到 2 的元素（不包含索引为 3 的元素），即("banana", "orange")。

【实验范例 2.42】元组拼接。

实验目的：掌握元组拼接的方法。

实验内容：创建两个元组 tuple1 和 tuple2，使用"+"运算符可以将两个元组进行拼接。

实验代码：

```
1   tuple1 = (1, 2, 3)
2   tuple2 = (4, 5, 6)
3   tuple3 = tuple1 + tuple2  # 拼接两个元组
4   print(tuple3)
```

实验结果：

```
(1, 2, 3, 4, 5, 6)
```

代码解析：

本例创建了两个元组 tuple1 和 tuple2，分别包含三个元素(1, 2, 3)和(4, 5, 6)。使用"+"运算符可以将两个元组进行拼接。tuple3 = tuple1 + tuple2 用于拼接 tuple1 和 tuple2，得到一个新的元组 tuple3。打印出拼接后的元组 tuple3，结果为(1, 2, 3, 4, 5, 6)。

【实验范例 2.43】 元组比较。

实验目的： 掌握元组比较的方法。

实验内容： 创建三个元组 tuple1、tuple2 和 tuple3，使用比较运算符 "==" 来比较两个元组是否相等。

实验代码：

```
1   tuple1 = (1, 2, 3)
2   tuple2 = (2, 3, 4)
3   tuple3 = (1, 2, 3)
4   print(tuple1 == tuple2)
5   print(tuple1 == tuple3)
```

实验结果：

```
False
True
```

代码解析：

本例创建了三个元组 tuple1、tuple2 和 tuple3，分别包含不同的整数。使用比较运算符 "==" 来比较两个元组是否相等。tuple1 == tuple2 用于判断 tuple1 和 tuple2 是否相等，结果为 False。tuple1 == tuple3 用于判断 tuple1 和 tuple3 是否相等，结果为 True。

【实验范例 2.44】 空元组的创建。

实验目的： 掌握空元组的创建方法。

实验内容： 创建一个空的元组 empty_tuple。

实验代码：

```
1   empty_tuple = ()
2   print(empty_tuple)
```

实验结果：

```
()
```

代码解析：

本例创建了一个空的元组 empty_tuple，不包含任何元素。在某些情况下，我们可能需要创建一个空的元组来作为占位符或者后续填充。空元组可以通过()来创建。

【实验范例 2.45】 空集合的创建。

实验目的： 掌握空集合的创建方法。

实验内容： 创建空集合和包含整数的集合。

实验代码：

```
1   empty_set = set()
2   num_set = {1, 2, 3, 4, 5}
3   print(empty_set)
4   print(num_set)
```

实验结果：

```
set()
{1, 2, 3, 4, 5}
```

代码解析：

使用花括号{}可以创建包含元素的集合，元素之间用逗号分隔。本例创建了一个名为 empty_set 的空集合，使用 set()函数实现。本例还创建了一个名为 num_set 的包含整数的集合，包含元素 1、2、3、4、5。

【实验范例 2.46】集合元素的添加和移除。

实验目的： 掌握添加和移除集合中的元素的方法。

实验内容： 使用 add()方法向集合中添加新的元素，使用 remove()方法从集合中移除指定的元素。

实验代码：

```
1   num_set = {1, 2, 3, 4, 5}
2   num_set.add(6)              # 向 num_set 中添加元素 6
3   str_set = {"apple", "banana", "orange"}
4   str_set.remove("banana")   # 从 str_set 中移除元素"banana"
5   print(num_set)
6   print(str_set)
```

实验结果：

```
{1, 2, 3, 4, 5, 6}
{'apple', 'orange'}
```

代码解析：

使用 add()方法向集合中添加新的元素，本例向集合 num_set 中添加元素 6。使用 remove()方法从集合中移除指定的元素，本例从集合 str_set 中移除元素"banana"。

【实验范例 2.47】集合的交集运算。

实验目的： 掌握集合的交集运算。

实验内容： 使用 "&" 运算符进行集合的交集运算。

实验代码：

```
1   num_set = {1, 2, 3, 4, 5}
2   mixed_set = {1, "apple", True}
3   intersection = num_set & mixed_set  # 找出 num_set 和 mixed_set 之间的共同元素
4   print(intersection)
```

实验结果：

```
{1}
```

代码解析：

使用"&"运算符可以进行集合的交集运算，得到 num_set 和 mixed_set 之间的共同元素，结果为{1}。

【实验范例 2.48】集合的元素去重。

实验目的：掌握集合的元素去重方法。

实验内容：将列表中重复的元素去除，得到一个只包含唯一元素的集合。

实验代码：

```
1  numbers = [1, 2, 3, 2, 4, 3, 5]
2  unique_numbers = set(numbers)  # 使用集合去重，去除列表中重复的元素
3  print(unique_numbers)
```

实验结果：

```
{1, 2, 3, 4, 5}
```

代码解析：

本例演示了如何使用集合去重，将列表中重复的元素去除，得到一个只包含唯一元素的集合。

【实验范例 2.49】in 函数。

实验目的：掌握 in 函数的使用方法。

实验内容：使用 in 函数，检查集合中是否包含特定元素。

实验代码：

```
1  fruits = {"apple", "banana", "orange"}
2  print("banana" in fruits)   # 检查集合中是否包含"banana"
3  print("grape" in fruits)    # 检查集合中是否包含"grape"
```

实验结果：

```
True
False
```

代码解析：

本例演示了如何检查集合中是否包含特定元素，并返回相应的布尔值。

【实验范例 2.50】字典的创建。

实验目的：掌握字典的创建方法。

实验内容：创建一个字典，存储学生的名字和年龄信息。

实验代码：

```
1   student_info = {"Tom": 20, "Jerry": 21, "Mike": 19}
2   print(student_info)
```

实验结果：

```
{'Tom': 20, 'Jerry': 21, 'Mike': 19}
```

代码解析：

这个例子展示了如何创建一个字典，用于存储学生的名字和年龄信息。我们使用花括号"{}"来创建字典，并用冒号":"分隔键值，每个键值对之间用逗号分隔。

【实验范例 2.51】访问字典中的元素。

实验目的： 掌握访问字典中元素的方法。

实验内容： 使用键来访问字典中的值。

实验代码：

```
1   student_info = {"Tom": 20, "Jerry": 21, "Mike": 19}
2   print(student_info["Tom"])
```

实验结果：

```
20
```

代码解析：

这个例子展示了如何从字典中访问特定的元素。我们可以使用键来访问字典中的值，本例使用"Tom"作为键来获取它的值 20。

【实验范例 2.52】更新字典中的元素。

实验目的： 掌握更新字典中元素的方法。

实验内容： 通过键来访问字典中的值，并将其赋值为一个新的值。

实验代码：

```
1   student_info = {"Tom": 20, "Jerry": 21, "Mike": 19}
2   student_info["Tom"] = 22   # 更新 Tom 的年龄为 22 岁
3   print(student_info)
```

实验结果：

```
{"Tom": 22, "Jerry": 21, "Mike": 19}
```

代码解析：

这个例子展示了如何更新字典中的元素，我们可以通过键来访问字典中的值，并将其赋值为一个新的值。

【实验范例 2.53】删除字典中的元素。

实验目的： 掌握删除字典中元素的方法。

实验内容： 使用 del 关键字删除特定的键值对。

实验代码:

```
1   student_info = {"Tom": 20, "Jerry": 21, "Mike": 19}
2   del student_info["Tom"]   # 删除字典中键为"Tom"的键值对
3   print(student_info)
```

实验结果:

```
    {"Jerry": 21, "Mike": 19}
```

代码解析:

这个例子展示了如何从字典中删除元素,我们可以使用 del 关键字来删除特定的键值对。

【实验范例 2.54】检查字典中是否包含某个键。

实验目的: 掌握检查字典中是否包含某个键的方法。

实验内容: 使用 in 关键字来检查字典中是否包含某个键。

实验代码:

```
1   student_info = {"Tom": 20, "Jerry": 21, "Mike": 19}
2   print("Tom" in student_info)
```

实验结果:

```
    True
```

代码解析:

这个例子展示了如何检查字典中是否包含某个特定的键。我们可以使用 in 关键字来检查字典中是否包含某个键,如果包含则返回 True,否则返回 False。

2.6 医学数据的综合应用

医学数据种类很多,主要包括数字数据、图像数据、文本数据、时序数据和生物标志物数据。

(1)数字数据是指通过数字形式表示的各种医学信息。它一般是由 0、1 二进制代码组成的数字序列,数字数据可以包含各种类型的医学信息,如患者的生理参数以及实验室检查结果等。数字数据分为数值型数据、分类型数据。数值型数据是指以数字形式表示的量化信息,如患者的血压、心率、体温等生理参数。分类型数据是指具有离散取值的数据,表示不同的类别或属性,如患者的性别、血型等。数字数据在医学领域的应用有辅助诊断、监测和预警研究和统计分析。

例如,表 2-1 就属于数字数据中的分类数据。

表 2-1　10 例病例治愈效果

患者编号	1	2	3	4	5	6	7	8	9	10
治疗效果	治愈	好转	治愈	治愈	显效	显效	治愈	无效	治愈	治愈

（2）图像数据是医学影像学中常见的数据类型，可用于呈现人体结构和病变情况。图像数据是由像素组成的二维或三维数组，每个像素代表图像中的一个点。每个像素的灰度值表示该点的亮度或颜色信息，可以用一个数字来表示。图像数据的常见类型包括 X 光片、CT 图像、MRI 图像和超声波图像。图像数据在医学领域中广泛应用于诊断和手术规划，治疗和监测，研究和教育。

例如，以下数据就表示图像数据。

```
[[0.65337904 0.96147407 0.89736144 0.97613636 0.53563182 0.65046753]
 [0.22471787 0.67623082 0.29457548 0.54820279 0.25811241 0.10811792]
 [0.15491558 0.4922566  0.94136616 0.18930393 0.43129747 0.0312585 ]
 [0.32249593 0.13105882 0.55929974 0.60043924 0.09488365 0.93599279]
 [0.18468721 0.80349133 0.77069437 0.34970681 0.04205231 0.07288426]
 [0.9713573  0.31079413 0.60528272 0.24704021 0.82908679 0.78950803]
 [0.92664684 0.77715744 0.55786552 0.85356888 0.19111345 0.20953576]
 [0.02344845 0.57778919 0.65908075 0.4059088  0.0907254  0.06996104]
 [0.72560051 0.91087261 0.66252184 0.06852047 0.56545598 0.40305866]
 [0.80040794 0.60398618 0.07660456 0.22238826 0.65349584 0.53116871]
 [0.41366496 0.30961498 0.78078967 0.21373827 0.11872793 0.13299166]
 [0.73777544 0.13902513 0.48004225 0.683896   0.20811546 0.30064903]
 [0.76508436 0.85263635 0.16590127 0.18754474 0.86105624 0.41046465]
 [0.37545851 0.02911257 0.27524078 0.00883495 0.53383195 0.72747815]
 [0.27355726 0.85399793 0.70522708 0.86964774 0.31380896 0.14360617]
 [0.92621366 0.81976771 0.34924696 0.11268561 0.15834104 0.25493069]
 [0.86482453 0.66849716 0.81176577 0.73482012 0.72419957 0.61101592]
 [0.65271702 0.22533039 0.25093796 0.90895525 0.56729463 0.15508486]
 [0.3398385  0.43496739 0.0772549  0.38408786 0.06412806 0.8306255 ]
 [0.63361307 0.20169828 0.36050179 0.38680661 0.63106815 0.03255401]]
```

（3）文本数据是医学信息学中常见的数据类型，常用于表示医学知识和患者病历等文本信息。文本数据以字符形式表示，由若干个字符组成的序列构成。文本数据的常见类型包括病历记录、医学文献、医学术语表。文本数据在医学领域中具有广泛的应用，可应用于临床决策、医学研究、医学教育。

例如，基因片段链由 ACGT 四种碱基组成，以下文本数据即是 Xa26 的 mRNA 序列链。

```
> Xa26, mRNA
ATGGCCATGGGTCCACACGCAGTGAGATGAATGCTAGATCTCACGAGAAAAAAGAAATACATCTC
AGGGGTTGTGATGTACTGGATAATTTGCTCGTCATATTAACCATTAGCTTACTCTAGTTGATGTG
GGCATGGATGGAGCCGGCAGCCGGCGATCCTATTTAA …
```

蛋白序列由 20 种氨基酸组成，以下文本数据即是 Xa26 的蛋白序列片段。

```
> Xa26, protein
MALVRLPVWIFVAALLIASSSTVPCASSLGPIASKSNSSDTDLAALLAFKAQLSDPNNILAGNWT
```

```
TGTPFCRWVGVSCSSHRRRRQRVTALELPNVPLQGELSS...
```

（4）时序数据是在特定时间点或时间段内收集的数据，通常由时间戳和数值组成。在医学数据中，时序数据非常常见，它们可以用于记录患者的生理参数、药物使用情况、治疗效果等。时序数据的常见类型包括：生理参数、药物使用情况、治疗效果。时序数据在医学领域中具有广泛的应用，可被用于临床诊断、疾病预测、医学研究。

例如，表 2-2 所示为某人运动后 4s 内测量的血压值，即时序数据。

表 2-2 运动后测量的血压值

时间/s	0.25	0.75	1.25	1.75	2.25	2.75	3.25	3.75	4
血压/mmHg	123	114	118	130	102	113	128	130	112

（5）生物标志物数据是对生物标志物进行测量而获得的数据，通常由测量值和时间戳组成。生物标志物数据的常见类型有血液生化指标、遗传标志物、影像标志物。生物标志物数据在医学领域中具有广泛的应用，可被用于疾病诊断和监测、药物研发和评估、个体化医学研究。

例如，表 2-3 所示肠道清洁调查表即属于生物标志物数据。

表 2-3 肠道清洁调查表

肠道准备后生命体征	进镜时间	退镜时间	进镜盲肠是否成功	肠道黏膜形态（有无黏膜损伤）	肿瘤、息肉的发现	渥太华评分			
						LC (0~4)	TC (0~4)	RC (0~4)	液体量 (0~3)
正常	6min	12min	是	无	是	1	1	1	1
正常	12min	80min	是	无	否	1	1	1	1
正常	4min30s	5min34s	是	无	否	1	2	1	1
正常	2min5s	14min14s	是	无	是	1	1	1	1
正常	5min	6min	是	无	否	1	0	1	0
正常	5min20s	6min30s	是	无	否	1	1	1	1
正常	5min	20min	是	无	是	1	0	1	0

【实验范例 2.55】医学文本数据处理。

实验目的：了解医学文本数据的处理方法。

实验内容：对蛋白 Xa26 的部分氨基酸序列进行切割。

以下给出蛋白 Xa26 的部分氨基酸序列。

```
> Xa26, protein
MALVRLPVWIFVAALLIASSSTVPCASSLGPIASKSNSSDTDLAALLAFKAQLSDPNNILAGNWT
TGTPF CRWVGVSCSSHRRRRQRVTALELPNVPLQGELSS
```

为了研究蛋白序列的特征，需要知道序列氨基酸长度 n，并以 1 为步长，用 7 个长度的移动窗口切割序列，为了使每个氨基酸都能位于移动窗口的中心位置，需要在序列前后位置都补 3 个伪氨基酸符号（以 X 代替），这样长度为 n 的序列，可以得到 n 个序列片段。请输出序列片段的长度、输出加了伪氨基酸的序列，并输出这些序列片段的前六个。

实验代码：

```
1  x="MALVRLPVWIFVAALLIASSSTVPCASSLGPIASKSNSSDTD\
2  LAALLAFKAQLSDPNNILAGNWTTGTPFCRWVGVSCSS
3  HRRRRQRVTALELPNVPLQGELSS"
4  print(len(x))
5  y="XXX"
6  z="XXX"
7  x1=y+x+z
8  print(x1)
9  a1=x1[0:7]
10 a2=x1[1:8]
11 a3=x1[2:9]
12 a4=x1[3:10]
13 a5=x1[4:11]
14 a6=x1[5:12]
15 print(a1)
16 print(a2)
17 print(a3)
18 print(a4)
19 print(a5)
20 print(a6)
```

实验结果：

```
104
XXXMALVRLPVWIFVAALLIASSSTVPCASSLGPIASKSNSSDTDLAALLAFKAQLSDPNNILAG
NWTTGTPFCRWVGVSCSSHRRRRQRVTALELPNVPLQGELSSXXX
XXXMALV
XXMALVR
XMALVRL
MALVRLP
ALVRLPV
LVRLPVW
```

代码解析：

上例中，以蛋白 Xa26 的部分氨基酸序列为例，使用 "+" 运算符对序列进行增加伪氨基酸，并以步长 1，序列片段为 7，使用切片对氨基酸序列进行切割，并输出前 6 个序列片段。

实验 3　Python 程序的流程控制

3.1　输入/输出函数

【实验范例 3.1】format()函数中参数的简单应用。

实验目的: 掌握 format()函数中参数的使用方法。

实验内容: 在 IDLE 窗口,系统显示的交互模式的提示符"`>>>`"后,逐行输入如下代码,每行代码输入完毕后按 Enter 键换行,立即执行该行代码。

实验代码:

```
1  >>> print("My {} loves my {}".format ("mum","dad"))
```

实验结果:

```
My mum loves my dad
```

实验代码:

```
1  >>> print("My {0} loves my {1}".format ("mum","dad"))
```

实验结果:

```
My mum loves my dad
```

实验代码:

```
1  >>> print("{}".format ("新年快乐"))
```

实验结果:

```
新年快乐
```

实验代码:

```
1  >>> print('{:*>12}'.format('新年快乐'))
```

实验结果:

```
********新年快乐
```

实验代码:

```
1  >>> print('{:*<12}'.format('新年快乐'))
```

实验结果：

新年快乐********

实验代码：

```
1    >>> print('{:*^12}'.format('新年快乐'))
```

实验结果：

****新年快乐****

实验代码：

```
1    >>> print('{:.3f}'.format(3.1415926))
```

实验结果：

3.142

实验代码：

```
1    >>> print('{:.2%}'.format(0.98))
```

实验结果：

98.00%

【实验范例 3.2】输入/输出语句的简单应用。

实验目的： 掌握输入/输出语句的基本用法。

实验内容： 编写程序，按照样例输出个人信息。

样例：

********个人信息********

姓名：南丁

学号：2024001

院系：护理学院

专业：护理学

学分：48

实验代码：

```
1    name = input("请输入姓名:")
2    number = input("请输入学号:")
3    institute = input("请输入院系:")
4    major = input("请输入专业:")
5    credit = eval(input("请输入学分:"))
6    print('{:*^20}'.format('个人信息'))
7    print('姓名:{}\n 学号:{}\n 院系:{}\n 专业:{}\n 学分:{}'.format(name,
8    number, institute, major, credit))
```

实验结果:

> 请输入姓名:南丁
> 请输入学号:2024001
> 请输入院系:护理学院
> 请输入专业:护理学
> 请输入学分:48
> ********个人信息********
> 姓名:南丁
> 学号:2024001
> 院系:护理学院
> 专业:护理学
> 学分:48

【实验范例 3.3】数值变量不同进制类型的输出。

实验目的:掌握不同进制类型变量的输出。

实验内容:输出整数 200 的浮点数、二进制数、八进制数和十六进制数。要求使用 format()实现。

实验代码:

```
1  num = 200
2  print("数字{}的二进制数:{}".format(num, bin(num)))
3  print("数字{}的浮点数:{:.1f}".format(num, num))
4  print("数字{}的八进制数:{}".format(num, oct(num)))
5  print("数字{}的十六进制数:{}".format(num, hex(num)))
```

实验结果:

> 数字 200 的二进制数:0b11001000
> 数字 200 的浮点数:200.0
> 数字 200 的八进制数:0o310
> 数字 200 的十六进制数:0xc8

【实验范例 3.4】使用 format()函数进行表达式输出。

实验目的:掌握 format()函数在表达式中输出的使用方法。

实验内容:编写程序求表达式"3.5+(9/2*(3.5+6.7)/2)%4"的值,并输出。

实验代码:

```
1  x = 3.5 + (9 / 2 * (3.5 + 6.7) / 2) % 4
2  print("表达式\"3.5+(9/2*(3.5+6.7)/2)%4\"的值为:{0:.2f}".format(x))
```

实验结果:

> 表达式"3.5+(9/2*(3.5+6.7)/2)%4"的值为:6.45

【实验范例 3.5】format()函数的格式化输出。

实验目的：掌握 format()函数格式化输出的使用方法。

实验内容：a=8，b=9，c=10，x=1.414，y=0.618，z=3.145，编写程序，按照样例输出。

样例：

a=8	b=9	c=10
x=1.414	y=0.618	z=3.145

实验代码：

```
1  a = 8
2  b = 9
3  c = 10
4  x = 1.414
5  y = 0.618
6  z = 3.145
7  print("a={0:<7} b={1:<7} c={2:<7}".format(a, b, c))
8  print("x=%-7.3f y=%-7.3f z=%-7.3f" % (x, y, z))
```

实验结果：

```
a=8       b=9       c=10
x=1.414   y=0.618   z=3.145
```

3.2　分支结构

【**实验范例 3.6**】成绩评定。

实验目的：掌握选择分支结构的使用方法。

实验内容：为了确定一个学生是否符合三好学生的评定标准，需要考虑他们的语文（c1）和数学（c2）两科的成绩。评定标准要求这两科的平均成绩必须超过 90 分，并且每一科的成绩都不能低于 85 分。编写一个程序判断并输出结果。

提示：这个程序将使用 if 语句的双分支结构来判断学生是否满足条件，并据此输出"是"或"不是"作为最终判断结果。

实验代码：

```
1  c1 = int(input("请输入语文成绩:"))
2  c2 = int(input("请输入数学成绩:"))
3  if (c1 + c2) / 2 > 90 and c1 >= 85 and c2 >= 85:
4      print("符合三好学生条件")
5  else:
6      print("不符合三好学生条件")
```

实验结果：

请输入语文成绩：88
请输入数学成绩：96
符合三好学生条件
请输入语文成绩：78
请输入数学成绩：96
不符合三好学生条件

【实验范例 3.7】自动计费。

实验目的： 掌握选择分支结构的使用方法。

实验内容： 某网吧根据上网时长来计算上网费用，计算规则如下，编程实现自动计费功能。

（1）上网时长为 10 小时（含 10 小时）以内，基本网费 20 元；

（2）上网时长为 10~50 小时（含 50 小时），除基本网费外，超过 10 小时的部分每小时额外多 1.5 元；

（3）上网时长超过 50 小时，除基本网费外，超过 10 小时的部分每小时额外多 1 元。

分析：此例需要根据已知条件进行上面 3 种情况的判断分析，因此采用 if 语句的多分支选择结构来表达比较简明、清晰。

实验代码：

```
1  t = int(input("请输入上网的小时数："))
2  if t <= 10:
3      cost = 20
4  elif 10 < t <= 50:
5      cost = 20 + (t - 10) * 1.5
6  elif t > 50:
7      cost = 20 + (t - 10) * 1
8  print("上网时长是%d 小时，网费=%.1f 元" % (t, cost))
```

实验结果：

请输入上网的小时数：63
上网时长是 63 小时，网费=73.0 元
请输入上网的小时数：32
上网时长是 32 小时，网费=53.0 元
请输入上网的小时数：8
上网时长是 8 小时，网费=20.0 元

【实验范例 3.8】彩票兑奖。

实验目的： 熟练掌握多分支选择结构的使用方法。

实验内容： 编写一个模拟彩票兑奖过程的程序。在这个程序中，用户需要输入一个四位数，然后程序会生成一个随机的四位数与之比较。根据这两个数字的比较结果，程

序将决定用户获得的奖项等级。具体的中奖规则如下：如果用户输入的四位数与程序生成的四位数完全相同，则用户获得一等奖；如果用户输入的四位数的后三位与程序生成四位数的后三位相同，则获得二等奖；如果后两位数字相同，则获得三等奖；如果仅最后一位数字相同，那么用户将获得四等奖。

分析：此例需要根据彩票的比对情况进行 5 种情况的判断分析，因此采用 if 语句的多分支选择结构来表达。这里调用 random.randint(1000,9999)函数产生一个 4 位的随机数，通过 str()函数把随机数由数值转换为字符，与 input()函数输入的内容进行比对，每次比对的数字逐渐减少，对应的获奖等级也逐渐降低。

实验代码：

```
1   import random
2   x = random.randint(1000, 9999)
3   print("本期中奖号码是:", x)
4   winnum = str(x)
5   ynum = input("请输入你的彩票 4 位号码:")
6   if ynum == winnum:
7       print("恭喜!你中了一等奖")
8   elif ynum[-3:] == winnum[-3:]:
9       print("恭喜!你中了二等奖")
10  elif ynum[-2:] == winnum[-2:]:
11      print("恭喜!你中了三等奖")
12  elif ynum[-1:] == winnum[-1:]:
13      print("恭喜!你中了四等奖")
14  else:
15      print("谢谢参与!祝你下次好运!")
```

实验结果：

```
本期中奖号码是: 6022
请输入你的彩票 4 位号码: 6032
恭喜!你中了四等奖
本期中奖号码是: 7510
请输入你的彩票 4 位号码: 9602
谢谢参与!祝你下次好运!
```

【实验范例 3.9】分段函数应用。

实验目的：熟练掌握多分支选择结构的使用方法。

实验内容：编写程序，任意输入实数 x，按照如下公式计算并输出 y。

$$y = \begin{cases} 5x+6, & x \leqslant 10 \\ 7x-3, & x > 10 \end{cases}$$

实验代码：

```
1   x = float(input("输入实数 x="))
2   if x <= 10:
3       y = 5 * x + 6
4   else:
5       y = 7 * x - 3
6   print('x=%.2f, y=%.2f' % (x, y))
```

实验结果：

```
输入实数 x=3.2
x=3.20，y=22.00
输入实数 x=23.69
x=23.69，y=162.83
```

3.3 循 环 结 构

【实验范例 3.10】输出偶数和。

实验目的：掌握 for 语句的使用方法。

实验内容：计算 1～100 的偶数和，输出结果为整数，宽度为 8，居中对齐，空白处填充符号"*"。

实验代码：

```
1   sum = 0
2   for i in range(2, 101, 2):
3       sum += i
4   print("1～100 的偶数和为:{0:*^8d}".format(sum))
```

实验结果：

```
1～100 的偶数和为:**2550**
```

【实验范例 3.11】求最小值。

实验目的：掌握 for 语句与 if 语句的综合应用方法。

实验内容：输入 n 个数，输出其中的最小值。

实验代码：

```
1   n = int(input("请输入数字的个数："))
2   for k in range(n):
3       x = float(input("请输入第{}个数：".format(k + 1)))
4       if k == 0:
5           min_num = x
6       elif x < min_num:
7           min_num = x
8   print("输入的{}个数中最小值为：{}".format(n, min_num))
```

实验结果：

> 请输入数字的个数：3
> 请输入第 1 个数：5
> 请输入第 2 个数：63
> 请输入第 3 个数：89
> 输入的 3 个数中最小值为：5.0

【实验范例 3.12】字符串统计。

实验目的：掌握 for 语句的综合应用方法。

实验内容：输入一个字符串，统计其中小写字符、大写字符、数字字符、其他字符的个数。

实验代码：

```
1    s = input("请输入一串字符:")
2    num_lower = num_upper = num_digit = other = 0
3    for n in s:
4        if 'a' <= n <= 'z':
5            num_lower += 1
6        elif 'A' <= n <= 'Z':
7            num_upper += 1
8        elif '0' <= n <= '9':
9            num_digit += 1
10       else:
11           other += 1
12   print("在字符串\"{}\"中:\n 小写字符{}个\n 大写字符{}个\n 数字字符{}个\n"
13       "其他字符{}个".format(s, num_lower, num_upper, num_digit, other))
```

实验结果：

> 请输入一串字符:Hello World! My id number is 562314
> 在字符串"Hello World! My id number is 562314"中:
> 小写字符 19 个
> 大写字符 3 个
> 数字字符 6 个
> 其他字符 7 个

【实验范例 3.13】求分数数列之和。

实验目的：熟练掌握 for 循环与 while 循环使用方法的异同。

实验内容：有一分数序列：2/1，3/2，5/3，8/5，13/8，21/13，…，编写程序计算这个序列前 20 项之和。

实验代码：

```
1   a, b = 2, 1
2   sum = 0
3   for i in range(20):
4       sum += a / b
5       t = a
6       a = a + b
7       b = t
8   print(sum)
```

实验结果：

```
32.66026079864164
```

本例也可以使用 while 语句实现，具体如下：

实验代码：

```
1    a, b = 2, 1
2    sum = 0
3    i = 1
4    while i<= 20:
5        sum += a / b
6        t = a
7        a = a + b
8        b = t
9        i+=1
10   print(sum)
```

3.4 流程控制在医学数据分析的综合应用

在医学数据分析领域，Python 的输入/输出语句、分支结构和循环结构发挥着举足轻重的作用。通过输入/输出语句，医学研究人员可以轻松地从各种数据源中导入所需的原始数据，如临床病历、实验室测试结果或基因测序数据，这些数据通常以 CSV、Excel 或特定格式的文件存储。利用 Python 的读取功能，这些数据可以被高效地加载到分析环境中。

在处理医学数据时，分支结构的重要性不言而喻。医学数据往往包含多种类别，如不同疾病类型、患者年龄组或治疗反应等。通过使用条件语句（如 if…elif…else 结构），分析师可以根据数据的特定属性对其进行分类处理。例如，在研究药物疗效时，可以根据患者的基因型或疾病严重程度将数据分为不同的子集，以便更精确地评估治疗效果。

循环结构在医学数据分析中同样至关重要，尤其是在进行重复操作或迭代计算时。

例如，在处理大规模医学图像数据集时，研究人员可能需要对每张图像应用相同的预处理步骤或特征提取算法。通过循环结构，这些操作可以自动进行，极大提高了分析效率。此外，循环结构还常用于模拟研究或参数优化过程中，通过多次迭代来寻找最佳的分析模型或算法参数。

在后续章节将更深入地介绍 Python 在医学数据分析中的高级应用，本节主要以实验的形式，介绍输入/输出语句、内置函数、分支结构和循环结构在医学数据分析中的简单应用。

实验 4　Python 函数

4.1　函数的基本使用

【实验范例 4.1】计算某日是一年中的第几天。

实验目的： 掌握函数的定义和调用的基本方法。

实验内容： 输入年月日，并判断这一天是这一年中的第几天。

分析：以 2024 年 3 月 6 日为例，应该先把前两个月的天数加起来，然后再加上 6 天即本年的第几天。

特殊情况：若是闰年且输入月份大于 3 时需多加一天。

提示：

（1）闰年的 2 月有 29 天，平年的 2 月有 28 天。

（2）如果年份满足以下两个条件之一，则该年就是闰年。

① 年份能被 4 整除且不能被 100 整除；

② 年份能被 400 整除。

输入格式：输入一行，年月日（都是整数），分别用空格隔开，如 2024 2 7，代表 2024 年 2 月 7 日。注意：不要输入任何汉字。

输出格式：输出只有一个数字，即输入的日期是该年的第几天。

样例输入：

2024 1 7

样例输出：

7

实验代码：

```
1   #输入年月日，输出是这一年第几天
2   def is_runnian(year):  #定义判断闰年的函数
3       return (year % 4 == 0 and year % 100 != 0) or (year % 400 == 0)
4   #输入
5   year, month, day = input("请输入年月日（年月日用空格隔开）").split()
6   year = int(year)
7   month = int(month)
8   day = int(day)
9   pingnian =[31, 28, 31, 30, 31, 30, 31, 31, 30, 31, 30, 31]    #平年
10  sum_days = day
```

```
11   for m in range(month - 1):
12       sum_days += pingnian[m]
13   if is_runnian(year) and month > 2:
14       sum_days += 1
15   print(sum_days)
```

实验结果：

运行程序，在控制台依次输入"2024""1""17"之后的实验结果如下：

> 请输入年月日（年月日用空格隔开）2024 1 17
> 计算结果为：17

运行程序，在控制台依次输入"2000""3""2"之后的实验结果如下：

> 请输入年月日（年月日用空格隔开）2000 3 2
> 计算结果为：62

运行程序，在控制台依次输入"2023""12""27"之后的实验结果如下：

> 请输入年月日（年月日用空格隔开）2023 12 27
> 计算结果为：361

【实验范例 4.2】实现一个计算器的功能。

实验目的：掌握函数的定义和调用的基本方法。

实验内容：设计一个计算器，编写程序实现计算器的四则运算功能。计算器具有基本的加、减、乘、除 4 项功能，可实现计算两个数的和、差、积、商。

分析：需要定义一个含有两个参数的函数，第 1 个参数接收用户输入的第 1 个数，第 2 个参数接收用户输入的第 2 个数，该函数主要实现的是加、减、乘、除 4 项功能，执行哪项功能需要用户输入相应的运算符，再根据该运算符计算结果。

实验代码：

```
1    #计算器
2    def oper(parm_one, parm_two):
3    operator = input('请选择要执行的运算符：+、-、*、/' + '\n')
4    if operator == "+":
5        print("计算结果为:", parm_one + parm_two)
6    elif operator == '-':
7        print("计算结果为:", parm_one - parm_two)
8    elif operator == '*':
9        print("计算结果为:", parm_one * parm_two)
10   elif operator == '/':
11       if parm_two == 0:
12           print('被除数不能为 0')
13   else:
14           print("计算结果为:", parm_one / parm_two)
```

```
15 │ num_one = int(input('请输入第一个数:'))
16 │ num_two = int(input('请输入第二个数:'))
17 │ #函数调用
18 │ oper(num_one, num_two)
```

实验结果:

运行程序,在控制台依次输入"10""10""*"之后的实验结果如下:

> 请输入第一个数: 10
> 请输入第二个数: 10
> 请选择要执行的运算符: +、-、*、/
> *
> 计算结果为: 100

运行程序,在控制台依次输入"88""8""/"之后的实验结果如下:

> 请输入第一个数: 88
> 请输入第二个数: 8
> 请选择要执行的运算符: +、-、*、/
> /
> 计算结果为: 11.0

运行程序,在控制台依次输入"43""0""/"之后的实验结果如下:

> 请输入第一个数: 43
> 请输入第二个数: 0
> 请选择要执行的运算符: +、-、*、/
> /
> 被除数不能为 0

4.2　函数的参数传递

【实验范例 4.3】函数参数的用法。

实验目的: 掌握函数不同类型参数的设置和使用方法。

实验内容: 根据不同参数的类型,体会其用法。

实验代码:

(1)在下面这个函数中,a 是必选参数,是必须要指定的参数。

```
1 │ >>> def demo_func(a):
2 │ ...     print(a)
3 │ ...
4 │ >>> demo_func(10)
5 │ 10
```

```
6   >>> demo_func()   # 不指定会报错
7   Traceback (most recent call last):
8     File "<stdin>", line 1, in <module>
9   TypeError: demo_func() missing 1 required positional argument: 'a'
```

（2）在下面这个函数中，b 是可选参数（默认参数），可以指定也可以不指定，不指定的话，默认为 10。

```
1   >>> def demo_func(b=10):
2   ...     print(b)
3   ...
4   >>> demo_func(20)
5   20
6   >>> demo_func()
7   10
```

（3）在下面这个函数中，name 和 age 都是必选参数，在调用指定参数时，如果不使用关键字参数方式传参，需要注意顺序。

```
1   >>> def print_profile(name, age):
2   ...     return f"我的名字叫{name}，今年{age}岁了"
3   ...
4   >>> print_profile("iswbm", 27)
5   '我的名字叫 iswbm，今年 27 岁了'
```

如果参数太多，可以使用关键字参数方式传参，即在指定参数时附上参数名，例如：

```
>>> print_profile(age=27, name="iswbm")
'我的名字叫 iswbm，今年 27 岁了'
```

扩展小知识

Python 新式格式化输出：f-string

Python 3.6 引入了一种新的字符串格式化方式：f-string 格式化字符串。从%s 格式化到 format()格式化再到 f-string 格式化，格式化的方式越来越直观，f-string 的效率也是最高的，用起来也比前两个更简单。

同时值得注意的是，f-string 就是在 format()格式化的基础之上做了一些变动，核心使用思想和 format()一样，因此大家可以在学习完%s 和 format()格式化后，再来学习 f-string 格式化。

① f-string 用花括号 "{ }" 表示被替换字段，其中直接填入替换内容即可。例如：

```
>>> name = "Huang Wei"
>>> f"Hello, my name is {name}"
'Hello, my name is Huang Wei'
```

```
>>> num = 2
>>> f"I have {num} apples"
'I have 2 apples'
>>> price = 95.5
>>> f"He has {price}$"
'He has 95.5$'
```

② f-string 的花括号 "{}" 可以填入表达式或调用函数，Python 会求出其结果并填入返回的字符串内。例如：

```
>>> f"They have {2+5*2} apples"
'They have 12 apples'
>>> name = "Huang Wei"
>>> f"my name is {name.lower()}"
'my name is huang wei'
>>> import math
>>> f"Π 的值为{math.pi}"
'Π 的值为3.141592653589793'
```

（4）在下面这个函数中，args 参数是一个可变参数，它和上面的参数名不太一样，在它前面有一个 "*"，可以接收任意个数的不指定参数名的参数。运行结果以元组类型保存。

```
1   >>> def demo_func(*args):
2   ...     print(args)
3   ...
4   >>>
5   >>> demo_func(10, 20, 30)
6   (10, 20, 30)
```

（5）在下面的函数中，**kw 参数是一个可变关键字参数，它比上面的*args 参数多了一个 "*"，即 "**"，可以接收任意个数的带参数名的参数。运行结果以字典类型保存。

```
1   >>> def demo_func(**kw):
2   ...     print(kw)
3   ...
4   >>> demo_func(a=10, b=20, c=30)
5   {'a': 10, 'b': 20, 'c': 30}
```

（6）在函数定义时，必选参数一定要放在可选参数的前面，否则运行时会报错。

```
1   >>> def demo_func(a=1, b):
2   ...     print(a, b)
3   ...
```

```
4   SyntaxError: non-default argument follows default argument
5   >>> def demo_func(a, b=1):
6   ...     print(a, b)
7   ...
8   >>>
```

可选参数放到必选参数之后代码就正确了。

（7）在函数定义时，可变位置参数一定要放在可变关键字参数前面，否则运行时也会报错。

```
1   >>> def demo_func(**kw, *args):
2     SyntaxError: arguments cannot follow var-keyword argument
3   >>> def demo_func(*args, **kw):
4   ...     print(args, kw)
5   ...
6   >>>
```

（8）可变位置参数可以放在必选参数前面，但是在函数调用时，必选参数必须要指定参数名来传入，否则会报错。

```
1   >>> def demo_func(*args, b):
2   ...     print(args)
3   ...     print(b)
4   ...
5   >>> demo_func(1,2,100)
6   Traceback (most recent call last):
7     File "<pyshell#26>", line 1, in <module>
8       demo_func(1,2,100)
9   TypeError: demo_func() missing 1 required keyword-only argument: 'b'
10  >>> demo_func(1, 2, b=100)
11  (1, 2)
12  100
```

（9）可变关键字参数必须放在形参列表的最后，在下面代码示例中，可变关键字参数没有放在位置参数、默认参数或可变参数之后，都将会报错。

```
1   >>> def demo_func(**kw, a):
2   SyntaxError: arguments cannot follow var-keyword argument
3   >>> def demo_func(**kw, a=1):
4   SyntaxError: arguments cannot follow var-keyword argument
5   >>> def demo_func(**kw, *args):
6   SyntaxError: arguments cannot follow var-keyword argument
```

（10）将上面的知识点串起来，四种参数类型可以在同一个函数中出现，但一定要注意顺序。

```
1   >>>def demo_func(arg1, arg2=10, *args, **kw):
2   ...    print("arg1: ", arg1)
3   ...    print("arg2: ", arg2)
4   ...    print("args: ", args)
5   ...    print("kw: ", kw)
6   ...
7   >>> demo_func(1,12, 100, 200, d=1000, e=2000)
8   arg1: 1
9   arg2: 12
10  args: (100, 200)
11  kw: {'d': 1000, 'e': 2000}
```

（11）使用单独的"*"，当给后面的位置参数传递时，对传参的方式有严格要求，必须要以关键字参数的方式传参数，要写参数名，否则会报错。

```
1   >>> def demo_func(a,b,*,c):
2   ...    print(a)
3   ...    print(b)
4   ...    print(c)
5   ...
6   >>> demo_func(1, 2, 3)
7   Traceback (most recent call last):
8     File "<pyshell#38>", line 1, in <module>
9       demo_func(1, 2, 3)
10  TypeError: demo_func() takes 2 positional arguments but 3 were given
11  >>> demo_func(1, 2, c=3)
12  1
13  2
14  3
15  >>> def demo_func(a,b,*c):
16  ...    print(a)
17  ...    print(b)
18  ...    print(c)
19  >>> demo_func(1, 2, 3)
20  1
21  2
22  (3,)
```

【实验范例 4.4】学生信息管理系统的实现。

实验目的： 学生信息管理系统是管理学生信息的管理软件，它具有查找学生信息、修改学生信息、增加学生信息和删除学生信息的功能，利用该系统可实现学生信息管理的电子化，提高信息管理效率。

实验内容： 编写程序，实现学生信息管理系统。

分析： 本范例的学生管理系统具有 5 个功能，分别是打印功能菜单、添加学生信息、删除学生信息、修改学生信息和显示学生信息，每个功能可以抽取成一个函数，在程序执行的过程中调用即可。除此之外，还应定义一个主函数 main()，该函数主要描述使用学生管理系统的过程，包括打印功能菜单、接收用户的输入、根据输入调用函数执行相应的功能。

实验代码：

（1）定义一个用于打印功能菜单的函数 print_menu()，该函数的定义具体如下：

```
1   # 功能菜单打印
2   def print_menu():
3       print('=' * 30)
4       print('学生管理系统')
5       print('1.添加学生信息')
6       print('2.删除学生信息')
7       print('3.修改学生信息')
8       print('4.显示所有学生信息')
9       print('0.退出系统')
10      print('=' * 30)
```

（2）定义一个函数，其功能是添加学生信息，函数名为 add_stu_info()。该函数需要提示用户输入学生的基本信息：姓名、性别和手机号码，将输入的信息存储到字典 new_info 中，再将该字典添加到代表学生管理系统的列表 stu_info 中。add_stu_info()函数的定义具体如下：

```
1    # 新建一个列表，用来保存学生的所有信息
2    stu_info = []
3    # 添加学生信息
4    def add_stu_info():
5    # 提示并获取学生的姓名
6        new_name = input('请输入新学生的姓名:')
7    # 提示并获取学生的性别
8        new_sex = input('请输入新学生的性别:')
9    # 提示并获取学生的手机号
10       new_phone = input('请输入学生的手机号码:')
11       new_info = dict()
12       new_info['name'] = new_name
13       new_info['sex'] = new_sex
14       new_info['phone'] = new_phone
```

（3）定义一个用于删除学生信息的函数 del_stu_info()，该函数需要提示用户输入要

删除学生的学号，之后便从列表 stu_info 中删除存有该学生信息的字典。del_stu_info()
函数的定义具体如下：

```
1    # 删除学生信息
2    def del_stu_info(student):
3        del_num = int(input('请输入要删除的序号：'))-1
4        del student[del_num]
```

（4）定义一个用于修改学生信息的函数 modify_stu_info()，该函数需要在列表 stu_info
不为空的情况下进行修改，先提示用户输入待修改学生的序号，再要求用户输入修改后
的学生信息进行替换。modify_stu_info()函数的定义具体如下：

```
1    # 修改学生信息
2    def modify_stu_info():
3        if len(stu_info) !=0:
4            stu_id = int(input('请输入学生序号:'))
5            new_name = input('请输入学生姓名:')
6            new_sex = input('请输入学生性别（男/女）: ')
7            new_phone = input('请输入学生的手机号码:')
8            stu_info[stu_id - 1]['name'] = new_name
9            stu_info[stu_id - 1]['sex'] = new_sex
10           stu_info[stu_id - 1]['phone'] = new_phone
11       else:
12           print('学生信息表为空')
```

（5）定义一个用于显示所有学生信息的函数 show_stu_info()，该函数需要遍历列表
stu_info，并采用固定的格式打印列表中的所有信息。show_stu_info()函数的定义具体
如下：

```
1    # 显示学生信息
2    def show_stu_info():
3        print('学生的信息如下: ')
4        print('=' * 30)
5        print('序号 姓名 性别 手机号码')
6        i = 1
7        for temp_info in stu_info:
8            print("%d %s %s %s" %(i, temp_info['name'], temp_info['sex'],
9    temp_info['phone']))
10           i += 1
```

（6）定义一个主函数 main()，该函数中包含运行一次程序的完整过程，包括打印功
能菜单、接收用户选择的功能序号、调用函数执行相应的功能。另外，还需要在用户输
入"0"时处理退出程序的业务。main()函数的定义具体如下：

```
1    # 主函数
2    def main():
3        while True:
4            print_menu()                      # 打印菜单
5            key = input("请选择功能：")         # 获取用户输入的序号
6            if key == '1':                     # 添加学生信息
7                add_stu_info()
8            elif key == '2':                   # 删除学生信息
9                del_stu_info(stu_info)
10           elif key == '3':                   # 修改学生信息
11               modify_stu_info()
12           elif key == '4':                   # 查看所有学生的信息
13               show_stu_info()
14           elif key == '0':
15               quit_confirm = input('亲，真的要退出么？(Yes or No):')
16               if quit_confirm == 'Y'or'y':
17                   break                      # 跳出循环
18           else:
19               print('输入有误，请重新输入')
```

（7）在末尾添加调用 main()函数的代码，具体如下。

```
if __name__ == '__main__':
    main()
```

实验结果：

运行程序，在控制台输入"1"之后的实验结果如下：

```
==============================
学生管理系统
1.添加学生信息
2.删除学生信息
3.修改学生信息
4.显示所有学生信息
0.退出系统
==============================
请选择功能：1
请输入新学生的姓名：小红
请输入新学生的性别：女
请输入学生的手机号码：123456
```

在控制台输入"3"之后的实验结果如下：

```
请选择功能：3
请输入学生序号：1
```

请输入学生姓名：小明
请输入学生性别（男/女）：男
请输入学生的手机号码：123

在控制台输入"4"之后的实验结果如下：

请选择功能：4
学生的信息如下：
==============================
序号 姓名 性别 手机号码
1 小明 男 123

在控制台输入"0"之后的实验结果如下：

请选择功能：0
亲，真的要退出么？(Yes or No):Y

4.3　局部变量和全局变量

【实验范例 4.5】试分析全局变量和局部变量的区别，求输出变量 x、y 的值。
实验目的：理解全局变量和局部变量的含义，找出全局变量和局部变量的作用范围。
实验内容：区分变量 x、y 的性质，求变量 x、y 的值。
实验代码：

```
1   def funF():
2       x=3
3   y=9
4       print("x={}, y= {}".format(x, y))
5   x=30
6   y=50
7   print("x={}, y={}".format(x, y))
8   funF ()
9   print("x={}, y={}".format(x, y))
```

实验结果：

x=30，y=50
x=3，y=9
x=30，y=50

代码解析：
在函数 funF()中定义的是局部变量 x 和 y，在函数 funF()外定义的是全局变量 x 和 y。虽然变量名称相同，但是由于是不同性质的变量，所以每个变量的作用范围也不同，因此，得到变量的值也不同。

【实验范例 4.6】试分析全局变量和局部变量的区别，求输出变量 x 的值。

实验目的：分析全局变量和局部变量的差异，找出全局变量和局部变量的作用范围。

实验内容：区分变量 x 在不同作用范围下的性质，求出变量 x 的值。

实验代码：

```
1   # 全局变量
2   x = 50
3   def modify_global():
4       global x
5       # 修改全局变量
6       x = 30
7   def modify_local():
8       # 局部变量
9       x = 20
10      print("函数内部: ", x)
11  # 调用函数
12  modify_global()
13  print("全局变量: ", x)
14  modify_local()
15  print("全局变量: ", x)
```

实验结果：

全局变量：30

函数内部：20

全局变量：30

代码解析：

在这个例子中，modify_global()函数使用 global 关键字声明了 x 为全局变量，因此可以在函数内部修改全局变量的值；而 modify_local()函数内部也定义了一个同名的局部变量 x，它只在函数内部有效，不会影响全局变量。

4.4　Python 常用内置函数

【实验范例 4.7】使用函数 pow(n,m[,p])，计算 5 的 5 的 5 次幂。

实验目的：掌握 pow(n,m[,p])函数的定义和调用方法，以及多层函数的套用方法。

实验内容：先计算 5 的 5 次幂，将结果作为参数再次调用 pow()函数，就可以得到 5 的 5 的 5 次幂的运算结果。

实验代码：

```
1  n=pow(5,pow(5,5))
2  print(n)
```

实验结果：

实验结果如图 4-1 所示。

```
1911012597945477520356404559703964599198081048990094337139512789246520530242615803012059386519739850265586440155794462235359212788673806972288410146915986602087961896757195701839281660338047611225975533626101001482651123413147768252411493094447176965282756285196737514395357542479093219206641883011787169122552421070050070906467438287085144995025658619446154318351137984913369177992812743384043154923685552678359637410210533154603135372532574863690915977869032826645918298381523028693657287369142264813129174376213632573032164528297948686257624536221801767322494056764281936007872071383707235530544635615394640118534849379271951459450550823274922160584891291094518995994868619954314766693801303717616359259447974616422005088507946980448713320513316073913423054019887257003832980124605019701346739717590902738949392381731578699684589979478106804282243609378394633526542281570430283244238551508231649096728571217170812323279048181726832751011274678231741098588868370852200071173349225391332230075614718042900752767779335230620061828601245525424306100689480504465847048206509826643193609603887362585107470743406362869765767026992586499535579763181739025508913312232947439303439561613283340728316634982581452268620043077990846881038041873683248009038735962129196336025831207816736737425333228792969072054905956214068888259912445818423795978634764843156736092362509037151179894142426227022006628648686786871018298087280256069310199492808308250441984247967920589088171123271923014555829167467951974305480260404646854002733993860798594465961501752589658114475685100415686877309037124825353433892853975987494584970500382250124892840018265900562512861876299380444073401423470620557853053250349181895897071993056621885129631875017435359602822010382116160485451210393133122563322607664362366882968502083394961428304847391139916696226499485636852347128732947966808845094058939511046509441379095022765456531330186706335212320284605194343813998105614006525953007317907727110657834941746426847209561364732774858423827489966875505250439421823219135722305406671537337424854364566378204570165459321815405354839361425066449858540330746646854189014813434771465031503795417577862281177658587694168090820312 5
>>> |
```

图 4-1   实验范例 4.7 运行结果

代码解析：

使用函数嵌套，调用 pow(n,m[,p])函数两次。先计算 5 的 5 次幂，即 pow(5,5)，然后将结果作为参数再次调用 pow()函数，即 pow(5,pow(5,5))，就可以得到 5 的 5 的 5 次幂的运算结果，这是一个巨大的数值。

【实验范例 4.8】使用函数 int(n)，计算 int("10")的值。

实验目的：掌握 int(n)函数的定义和调用方法，以及非数值型参数的使用。

实验内容：使用 int(n)函数时，体会数值型字符串参数的处理方法。

实验代码：

```
1  print(int("10"))
```

实验结果：

```
10
```

代码解析：

当参数为数值型字符串数据时，使用 int(n)函数会丢弃字符串两端的引号，将参数变成数值型数据，再使用 int(n)函数进行处理。

【实验范例 4.9】float()函数应用。

实验目的：掌握 float(n)函数的定义和调用方法，以及非数值型参数的使用。

实验内容：使用 float(n)函数时，体会数值型字符串参数的处理方法。
实验代码：

```
1 │ print(float('123.456'))
```

实验结果：

```
123.456
```

代码解析：

当参数为数值型字符串数据时，使用 float(n)函数会丢弃字符串两端的引号，将参数变成数值型数据，再使用 float(n)函数进行处理。

【实验范例 4.10】数值相关内置函数应用。

实验目的：掌握数值运算内置函数的定义和调用方法，以及数据的输入和输出。

实验内容：编写程序，输入 x、y 两个整数，分别求它们的积、商和余数，并输出。利用控制台实现数据的输入，调用数值运算内置函数进行相应的计算，并输出相应的结果。

实验代码：

```
1 │ x=input("请输入一个整数 a：")
2 │ y=input("请输入另一个整数 b：")
3 │ s1=int(x)* int(y)
4 │ s2=int(x)/int(y)
5 │ s3=int(x)%int(y)
6 │ print("积=%d，商=%.2f，余数=%d"%(s1,s2,s3))
```

实验结果：

```
请输入一个整数 a：5
请输入另一个整数 b：7
积=35，商=0.71，余数=5
```

代码解析：

利用控制台，使用 input()函数进行输入，得到的输入数据是字符型数据格式。如果需要输入整型或浮点型数据，可以使用 int()函数或 float()函数将输入的字符型数据转换为整数或浮点数，再进行计算。

【实验范例 4.11】type()函数和 len()函数应用。

实验目的：掌握字符串内置函数的定义和调用方法，以及数据的输入和输出。

实验内容：编写程序，输出“Welcome to Python World!”的数据类型和数据长度。利用控制台实现数据的输入，调用内置函数进行相应的类型判别，并计算输出相应的结果。

实验代码：

```
1   ss="Welcome to Python World!"
2   a=type(ss)
3   print(a)
4   b=len(ss)
5   print(b)
```

实验结果：

```
<class str>
24
```

代码解析：

熟练掌握字符串内置函数的定义和调用方法，有助于程序设计。需要注意的是，Python 中西文字符和中文字符都按一个单位长度计算。

【实验范例 4.12】三角函数的计算。

实验目的： 掌握数值运算内置函数的定义和调用方法，以及三角函数的计算。

实验内容： 计算 $\cos 60°$ 的值，并输出相应的结果。

实验代码：

```
1   import math
2   print(math.cos(60*3.14/180))
```

实验结果：

```
0.5004596890082058
```

代码解析：

在 Python 中，计算三角函数的值时，需要将角度值转换成弧度值再进行计算。

4.5 匿名函数

【实验范例 4.13】计算乘积的匿名函数应用。

实验目的： 理解匿名函数的定义过程，掌握匿名函数 lambda 作为函数对象的使用方法，并对匿名函数表达式赋值。

实验内容： 通过匿名函数，定义一个求两个数乘积的函数，并调用该函数求两个数的乘积。

实验代码：

```
1   flam=lambda x,y:x*y
2   print(flam(3,9))
```

实验结果：

27

代码解析：

显然，使用 lambda 函数定义函数仅需 1 行，而使用普通方法定义此函数，需要 3 行代码，如下所示。因此，在一些场合，使用匿名函数 lambda 更简洁方便。

```
1   def name(n):
2   return 表达式
3   name (n)
```

可以这样理解，匿名函数 lambda 就是简单函数（函数体为单行的表达式）的精简版本。相比常规方法定义的函数，lambada 函数具有以下优势：①对于单行函数，使用 lambda 函数可以省去定义函数的过程，让代码更简洁；②对于不需要多次使用的函数，使用 lambda 函数可以在用完之后立即释放，提高程序执行的性能。

【实验范例 4.14】列表排序的匿名函数应用。

实验目的： 掌握匿名函数作为其他函数参数的使用方法。

实验内容： 使用匿名函数，对列表[('Z',55),('Y',77),('X',66)]按首元素升序方式进行排序。按列表元素的第 0 个数据项（索引 0）进行排序。

实验代码：

```
1   L=[('Z',55),('Y',77),('X',66)]
2   L.sort(key=lambda x:x[0])
3   print(L)
```

实验结果：

[('X',66),('Y',77),('Z',55)]

代码解析：

匿名函数 lambda 的使用方法非常灵活，这里将 lambda 函数作为参数传递给列表，实现了列表元素的读取，然后再利用列表的 sort()方法对取得的元素进行排序，整合了列表常规读取元素的操作，程序代码更为简洁。

4.6 递 归 函 数

【实验范例 4.15】递归求和。

实验目的： 能够使用递归思想解决问题，理解递归在累加中的应用。

实验内容： 编写一个递归函数，计算给定正整数范围内所有整数的和。用户输入范围的起始值和结束值，程序应计算该范围内所有整数的和。

实验代码：

```
1   def sum_range(start, end):
2       if start > end:
3           return 0
4       else:
5           return start + sum_range(start + 1, end)
6
7   # 获取用户输入
8   start = int(input("请输入范围的起始值："))
9   end = int(input("请输入范围的结束值："))
10
11  # 调用递归函数计算和
12  result = sum_range(start, end)
13
14  # 输出结果
15  print(f"{start} 到 {end} 范围内所有整数的和是：{result}")
```

实验结果：

实验结果如图 4-2 所示。

```
请输入范围的起始值: 1
请输入范围的结束值: 10
1 到 10 范围内所有整数的和是: 55
PS C:\python-chpt4> python .\sum_recursive.py
请输入范围的起始值: 100
请输入范围的结束值: 1000
100 到 1000 范围内所有整数的和是: 495550
PS C:\python-chpt4> python .\sum_recursive.py
请输入范围的起始值: 589
请输入范围的结束值: 1394
589 到 1394 范围内所有整数的和是: 799149
```

图 4-2　递归求和的运行结果

代码解析：

上述代码中，第 1～5 行定义了一个求和的递归函数 sum_range()，该函数接收两个参数，即求和的起始值和结束值，其递归定义如下：

$$\text{sum\_range(start,end)} = \begin{cases} 0, & \text{start} > \text{end} \\ \text{start} + \text{sum\_range(start}+1,\text{end)}, & \text{start} \leqslant \text{end} \end{cases}$$

当起始数值 start≤结束数值 end 时，将该问题简化为一个当前起始数值与一个子问题 start+1 至 end 的和。逐层递归，问题规模不断缩小，直至求解的子问题变成初始值大于结束值的情况时，达到递归的基础情况（base case）。然后，层层返回子问题的计算结果，最终合并得到结果。

以 sum_range(1,3)为例，sum_range(1,3) = 1+ sum_range(2,3) = 1+ 2 + sum_range(3,3) = 1+ 2 + 3 + sum_range(4,3) = 1+ 2 + 3 + 0。递归执行的过程如图 4-3 所示。

main()	sum_range(1,3)			
main()	sum_range(1,3)	1+sum_range(2,3)		
main()	sum_range(1,3)	1+sum_range(2,3)	2+sum_range(3,3)	
main()	sum_range(1,3)	1+sum_range(2,3)	2+sum_range(3,3)	3+sum_range(4,3)
main()	sum_range(1,3)	1+sum_range(2,3)	2+sum_range(3,3)	3+0
main()	sum_range(1,3)	1+sum_range(2,3)	2+3	
main()	sum_range(1,3)	1+5		
main()	6			

图 4-3　sum_range(1,3)的递归过程

以下是另一种定义 sum_range()的方法：

$$\text{sum\_range(start,end,sum)} = \begin{cases} \text{sum,} & \text{start} > \text{end} \\ \text{sum\_range(start}+1,\text{end,sum}+\text{start)}, & \text{start} \leqslant \text{end} \end{cases}$$

其中，sum_range()接收三个参数，初始值 start、结束值 end 和当前的累加和 sum。每次将原问题转换为子问题 sum_range(start+1, end, sum +start)，即将求和的范围逐步缩小，而求和的结果记录在 sum 变量中。在达到递归的基本情况（即当初始值 start >结束值 end）时，返回累加值。

这种递归方式也被称为尾递归（tail recursion）。它是递归的一种特殊形式，指的是在函数的最后一步操作为调用自身。具体来说，一个函数在尾递归形式下，递归调用是整个函数的最后一条语句，并且该调用的返回值直接成为函数的返回值，不再需要额外的计算或处理。在这个例子中，sum_range()函数调用自身后，递归调用的返回值不需要再进行处理，直接被返回即可。具体执行过程如图 4-4 所示。

尾递归形式的代码实现如下：

```
1   def sum_range(start, end, sum):
2       if start > end:
3           return sum
4       else:
5           return sum_range(start + 1, end, start + sum)
6
7   # 获取用户输入
8   start = int(input("请输入范围的起始值: "))
9   end= int(input("请输入范围的结束值: "))
10
11  # 调用递归函数计算和
12  result = sum_range(start, end, 0)
13
14  # 输出结果
15  print(f"{start} 到 {end} 范围内所有整数的和是: {result}")
```

main()	sum_range(1,3,0)			
main()	sum_range(1,3,0)	sum_range(2,3,1)		
main()	sum_range(1,3,0)	sum_range(2,3,1)	sum_range(3,3,3)	
main()	sum_range(1,3,0)	sum_range(2,3,1)	sum_range(3,3,3)	sum_range(4,3,6)
main()	sum_range(1,3,0)	sum_range(2,3,1)	sum_range(3,3,3)	6
main()	sum_range(1,3,0)	sum_range(2,3,1)	6	
main()	sum_range(1,3,0)	6		
main()	6			

图 4-4　尾递归求和

【实验范例 4.16】递归计算幂。

实验目的：理解递归思想，并能够编写递归函数计算幂。

实验内容：编写一个递归函数，当用户输入一个底数和一个指数时，输出底数的指数次幂。

实验代码：

```
1  def power(base, exponent):
2      if exponent == 0:
3          return 1
4      else:
5          return base * power(base, exponent - 1)
6
7  base = int(input("请输入底数："))
8  exponent = int(input("请输入指数："))
9  result = power(base, exponent)
10 print(f"{base}的{exponent}次幂:", result)
```

实验结果：

实验结果如图 4-5 所示。

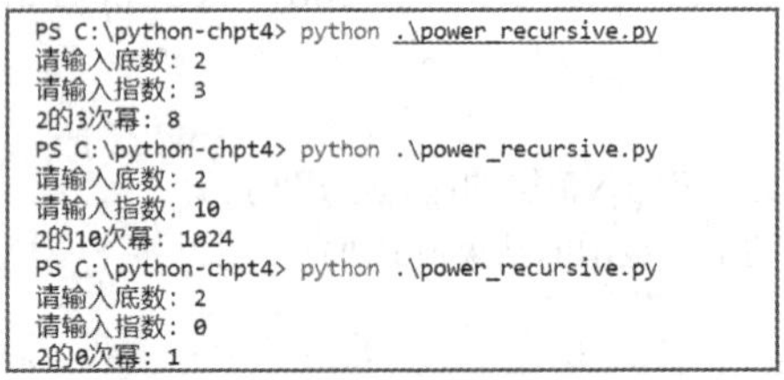

```
PS C:\python-chpt4> python .\power_recursive.py
请输入底数: 2
请输入指数: 3
2的3次幂: 8
PS C:\python-chpt4> python .\power_recursive.py
请输入底数: 2
请输入指数: 10
2的10次幂: 1024
PS C:\python-chpt4> python .\power_recursive.py
请输入底数: 2
请输入指数: 0
2的0次幂: 1
```

图 4-5　递归计算幂的运行结果

代码解析：

上述代码中，第 1～5 行定义了一个求幂的递归函数 power()，其递归定义如下：

$$\text{power}(\text{base},\text{exponent})=\begin{cases}1, & \text{exponent}=0\\ \text{base}*\text{power}(\text{base},\text{exponent}-1), & \text{exponent}>0\end{cases}$$

当指数 exponent>0 时，分解问题为底数 base 与 $base^{exponent-1}$ 的商；逐层分解子问题的同时问题规模也不断缩小，直至求解的子问题 base * $base^0$ 达到递归的基础情况；然后层层返回子问题的计算结果，最终合并得到结果。

以 power(2, 3)为例，$2^3=2×2^2=2×2×2^1=2×2×2×2^0=2×2×2×1$。递归执行过程如图 4-6 所示。

main()	power(2,3)		
main()	power(2,3)	2*power(2,2)	
main()	power(2,3)	2*power(2,2)	2*power(2,1)
main()	power(2,3)	2*power(2,2)	2*power(2,1)	2*power(2,0)
main()	power(2,3)	2*power(2,2)	2*power(2,1)	2*1
main()	power(2,3)	2*power(2,2)	2*2	
main()	power(2,3)	2*4	
main()	8		

图 4-6　power(2,3)的递归计算过程

如果采用尾递归的方式定义，也可以改写为以下递归形式：

$$power(base, exponent, result) = \begin{cases} result, & exponent = 0 \\ power(base, exponent-1, result*base), & exponent > 0 \end{cases}$$

power()函数接收三个参数，底数 base、指数 exponent 和当前累乘的结果 result。每次将原问题转换为子问题 power(base, exponent-1, base*result)，即将求幂的范围逐步缩小（exponent 逐次递减），而结果记录在变量 result 中。在达到递归的基本情况（即当exponent 递减至 0）时，返回累乘值。

【实验范例 4.17】递归实现十进制数与二进制数的转换。

实验目的：理解十进制数与二进制数的转换算法，并使用递归的方式实现。

实验内容：编写一个递归函数，将十进制数转换为二进制数。用户输入一个十进制数，返回该数值对应的二进制数（以字符串形式）。

实验代码：

```
1   def decimal_to_binary(n):
2     if n <= 1:
3         return str(n)
4     else:
5         return decimal_to_binary(n // 2) + str(n % 2)
6
7   # 十进制转二进制
8   n = int(input("请输入要转换的十进制数："))
9   result = decimal_to_binary(n)
10  print(f"数字{n}的二进制表示为{result}")
```

实验结果：

实验结果如图 4-7 所示。

```
PS C:\python-chpt4> python dec_to_bin.py
请输入要转换的十进制数: 10
数字10的二进制表示为1010
PS C:\python-chpt4> python dec_to_bin.py
请输入要转换的十进制数: 1024
数字1024的二进制表示为10000000000
```

图 4-7 十进制数与二进制数转换的运行结果

代码解析：

上述代码中，第 1～5 行定义了一个十进制数转换为二进制数的递归函数 decimal_to_binary()，其递归定义如下：

$$decimal\_to\_binary(n) = \begin{cases} str(n), & n \leqslant 1 \\ decimal\_to\_binary(n//2) + str(n\%2), & n > 1 \end{cases}$$

decimal_to_binary()接收一个参数 n，返回 n 的二进制表示（字符串）。当参数 n>1 时，分解问题为 decimal_to_binary(n // 2) + str(n % 2)。逐层分解子问题的同时问题规模也不断缩小，直至求解的子问题变成指数 n 小于等于 1 时，达到递归的基础情况。然后，层层返回子问题的计算结果，最终合并得到结果。

以 decimal_to_binary (10)为例，其递归计算的问题分解过程逐渐由计算 10 的二进制，缩小为计算 5 的二进制表示，计算 2 的二进制表示，直至计算 1 的二进制表示，如图 4-8 所示。函数递归执行过程如图 4-9 所示。

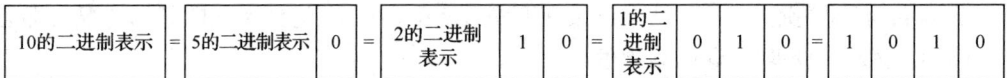

10的二进制表示	=	5的二进制表示	0	=	2的二进制表示	1	0	=	1的二进制表示	0	1	0	=	1	0	1	0

图 4-8 十进制数 10 转换为二进制数的计算过程

main()	decimal_to_binary(10)			
main()	decimal_to_binary(10)	decimal_to_binary(5) + "0"		
main()	decimal_to_binary(10)	decimal_to_binary(5) + "0"	decimal_to_binary(2) + "1"	
main()	decimal_to_binary(10)	decimal_to_binary(5) + "0"	decimal_to_binary(2) + "1"	decimal_to_binary(1) + "0"
main()	decimal_to_binary(10)	decimal_to_binary(5) + "0"	decimal_to_binary(2) + "1"	"1" + "0"
main()	decimal_to_binary(10)	decimal_to_binary(5) + "0"	"10" + "1"	
main()	decimal_to_binary(10)	"101"+"0"		
main()	"1010"			

图 4-9 十进制数 10 转换为二进制数的递归执行过程

【实验范例 4.18】递归反转字符串。

实验目的：理解字符串的递归结构，能够使用递归方式反转字符串。

实验内容：编写一个递归函数，实现字符串的反转。当用户输入一个字符串时，程序使用递归函数输出反转后的字符串。

实验代码：

```
1   def reverse(s):
2       if len(s) == 0:
3           return s
4       else:
5           return reverse(s[1:]) + s[0]
6   # 获取用户输入
7   input_str = input("请输入一个字符串: ")
8   # 调用递归函数反转字符串
9   result = reverse(input_str)
10  print(f"反转后的字符串是: {result}")
```

实验结果：

实验结果如图 4-10 所示。

```
请输入一个字符串: Python is fun!
反转后的字符串是: !nuf si nohtyP
PS C:\python-chpt4> python reverse_recursive.py
请输入一个字符串: Recursive
反转后的字符串是: evisruceR
PS C:\python-chpt4> python reverse_recursive.py
请输入一个字符串:
反转后的字符串是:
```

图 4-10　递归反转字符串的运行结果

代码解析：

上述代码中，第 1～5 行定义了一个 reverse() 函数，接收一个字符串参数 s，返回该字符串的反转。当字符串不为空，即 len(s) 大于 0 时，问题分解为 reverse(s[1:]) + s[0]。即将当前字符串的第一个字符添加在剩余字串的反转结果之后。这样需要反转的字符串的问题规模不断缩小，直至空字符串。以反转字符串"Python"为例，递归的过程如图 4-11 所示。

```
reverse("Python")
=reverse("ython")+"P"
=reverse("thon")+"y"+"P"
=reverse("hon")+"t"+"y"+"P"
=reverse("on")+"h"+"t"+"y"+"P"
=reverse("n")+"o"+"h"+"t"+"y"+"P"
=reverse("")+"n"+"o"+"h"+"t"+"y"+"P"
=""+"n"+"o"+"h"+"t"+"y"+"P"
="n"+"o"+"h"+"t"+"y"+"P"
="no"+"h"+"t"+"y"+"P"
="noh"+"t"+"y"+"P"
="noht"+"y"+"P"
="nohty"+"P"
="nohtyP"
```

图 4-11　反转字符串的递归过程

4.7 异 常 处 理

【实验范例 4.19】try-except 基础异常处理。

实验目的：理解并实现基础的 try-except 异常处理机制，能够同时对多种不同类型的异常给出相应的处理。

实验内容：编写一个程序，对于一个列表 my_list = [1, 2, 3, 4, 5]，要求用户输入一个整数表示列表的索引，并输出该索引处的元素。使用 try-except 语句来处理可能的异常情况，包括输入非整数、超出列表范围的索引等。在 except 语句中使用多个 except 子句分别处理不同类型的异常。

实验代码：

```
1   my_list = [1, 2, 3, 4, 5]
2
3   try:
4       index = int(input("请输入列表索引: "))
5       value = my_list[index]
6       print("索引 {} 处的元素是: {}".format(index, value))
7
8   except ValueError:
9       print("输入的不是有效的整数，请输入一个整数。")
10
11  except IndexError:
12      print("输入的索引超出了列表范围，请输入有效的索引。")
```

实验结果：

实验结果如图 4-12 所示。

```
PS C:\python-chpt4> python .\try-except-1.py
请输入列表索引: 0
索引 0 处的元素是: 1
PS C:\python-chpt4> python .\try-except-1.py
请输入列表索引: 5
输入的索引超出了列表范围，请输入有效的索引。
PS C:\python-chpt4> python .\try-except-1.py
请输入列表索引: ab
输入的不是有效的整数，请输入一个整数。
```

图 4-12 列表读取索引位置的元素运行结果

代码解析：

上述代码中，第 3～6 行使用一个 try 语句输入一个索引位置，并读取 my_list 中该索引的元素。第 8～9 行捕获并处理 ValueError 异常，即当输入不是一个有效整数时，打印提示"输入的不是有效的整数，请输入一个整数。"第 11～12 行捕获并处理 IndexError 异常，打印提示"输入的索引超出了列表范围，请输入有效的索引。"

【实验范例 4.20】自定义异常类。

实验目的：能够在程序中使用自定义异常类来提高异常信息的可读性。

实验内容：编写一个程序，模拟一个简单的账户系统，初始余额为 1000，接收一个取款金额参数。在余额充足的情况下，允许取款，并从余额中减去相应的取款金额。当余额不足时抛出一个自定义异常类 InsufficientFundsException，并使用 try-except 语句处理捕获异常情况（提示"取款失败"并打印异常消息）。

实验代码：

```
1   class InsufficientFundsException(Exception):
2       def __init__(self, message):
3           self.message = message
4           super().__init__(message)
5
6   # 初始余额
7   balance = 1000
8
9   try:
10      amount = int(input("请输入取款金额 "))
11      if amount > balance:
12          raise InsufficientFundsException("余额不足")
13      else:
14          balance -= amount
15          print(f"成功取款 {amount} 元，剩余余额：{balance} 元")
16  except InsufficientFundsException as e:
17      print(f"取款失败：{e}")
18  except Exception as e:
19      print(f"取款失败：{e}")
```

实验结果：

实验结果如图 4-13 所示。

```
PS C:\python-chpt4> python .\customException-1.py
请输入取款金额 500
成功取款 500 元，剩余余额：500 元
PS C:\python-chpt4> python .\customException-1.py
请输入取款金额 1001
取款失败：余额不足
PS C:\python-chpt4> python .\customException-1.py
请输入取款金额 a
取款失败：invalid literal for int() with base 10: 'a'
```

图 4-13　模拟账户取款的运行结果

代码解析：

上述代码中，第 1～4 行构造了一个 InsufficientFundsException 异常类，继承自 Exception 基类。第 11～12 行在 try 块内判断余额是否充足，如果余额不足抛出 InsufficientFundsException 异常。第 16 行捕获相应的 InsufficientFundsException 异常，并打印"取款失败"和异常消息。第 18 行捕获并打印其他异常。

4.8 医学数据处理中的函数应用

Python 作为一种灵活、强大且易用的编程语言，凭借其强大的数据分析和科学计算库在医学数据分析中得到了广泛的应用，能够满足从基础的数据处理到高级的机器学习和深度学习等多种数据处理需求。

【实验范例 4.21】基础医学数据统计。

实验目的： 掌握函数的定义、调用和常用的 Python 内置函数，使用 Python 函数进行基本的医学数据统计。

实验内容： 编写一个统计函数，接收一个血糖数据列表（单位为毫克/分升），计算并返回平均值、最大值和最小值。

提示：接收列表输入代码为 list = eval(input("请输入血糖数据列表: "))。

实验代码：

```
1   def bloodSugarStats(blood_sugar_data):
2       # 计算统计数据
3       average = sum(blood_sugar_data) / len(blood_sugar_data)
4       maximum = max(blood_sugar_data)
5       minimum = min(blood_sugar_data)
6       return average, maximum, minimum
7
8   # 输入血糖测试数据
9   blood_sugar_data = eval(input("请输入血糖数据列表: "))
10  average, maximum, minimum = bloodSugarStats(blood_sugar_data)
11
12  # 打印结果
13  print("平均值:", average)
14  print("最大值:", maximum)
15  print("最小值:", minimum)
```

实验结果：

```
请输入血糖数据列表:[56,150,122,141,132,90,118,54,65,126]
平均值:105.4
最大值:150
最小值:54
```

【实验范例 4.22】血压数据筛选。

实验目的： 掌握函数的定义、调用和常用的 Python 内置函数，能够编写函数筛选医学数据。

实验内容： 编写一个函数，接收一组患者的血压数据，筛选出其中属于重度高血压的患者。

高血压的界定通常基于舒张压和收缩压的数值。目前，医学界普遍使用以下标准来定义高血压。

正常血压：收缩压小于 120mmHg 且舒张压小于 80mmHg。

正常高值（正常高血压）：收缩压在 120～129mmHg 且舒张压小于 80mmHg。

轻度高血压：收缩压在 130～139mmHg 或舒张压在 80～89mmHg。

中度高血压：收缩压在 140～159mmHg 或舒张压在 90～99mmHg。

重度高血压：收缩压大于等于 160mmHg 或舒张压大于等于 100mmHg。

患者的血压数据如表 4-1 所示。

表 4-1 患者血压数据

患者 ID	收缩压/mmHg	舒张压/mmHg
1	150	92
2	145	105
3	163	97
4	154	89

实验代码：

```
1   def filter_hypertensive_patients(patients_data):
2       # 使用 Python 内置的 filter() 函数筛选出收缩压大于等于 160mmHg 或舒张压大于
3       # 等于 100mmHg 的患者
4   return filter(lambda patient: patient[1] >= 160 or patient[2] >=
5   100, patients_data)
6   # 高血压患者测试数据列表，列表中元组表示（患者的 ID、舒张压、收缩压）
7   patients_data = [
8       (1, 150, 92)
9       (2, 145, 105),
10      (3, 163, 97),
11      (4, 154, 89)
12  ]
13
14  hypertensive_patients_result = filter_hypertensive_patients(patients_data)
15
16  # 打印高血压患者信息
17  print("重度高血压患者为:")
18  for patient in hypertensive_patients_result:
19      print(f"{patient[0]}号患者")
```

实验结果：

重度高血压患者为：

2 号患者

3 号患者

实验 5　Python 库操作

5.1　Python 标准库

【实验范例 5.1】计算三角函数值。

实验目的：了解 math 库中提供的三角函数，并熟悉如何通过角度去计算其正弦值、余弦值和正切值。

实验内容：用户输入一个角度，程序计算并输出该角度的正弦值、余弦值和正切值。

实验代码：

```
1   import math
2   # 用户输入角度
3   angle_degrees = float(input("请输入一个角度（度）: "))
4   # 将角度转换为弧度
5   angle_radians = math.radians(angle_degrees)
6   # 计算三角函数值
7   sin_value = math.sin(angle_radians)
8   cos_value = math.cos(angle_radians)
9   tan_value = math.tan(angle_radians)
10  # 输出结果
11  print("正弦值: ", sin_value)
12  print("余弦值: ", cos_value)
13  print("正切值: ", tan_value)
```

实验结果：

```
请输入一个角度（度）: 60
正弦值: 0.8660254037844386
余弦值: 0.5000000000000001
正切值: 1.7320508075688767
```

代码解析：

用户输入一个角度（以度为单位），程序首先将其转换为弧度，然后利用 math 库中的 sin() 等函数，分别计算对应的三角函数值，最后将结果打印输出。

实验扩展：

尝试编写一个循环结构，使用户可以输入多个角度，程序循环计算并输出每个角度的三角函数值。

【实验范例 5.2】计算阶乘。

实验目的： 掌握使用 math 库计算阶乘的方法，了解阶乘的概念。

实验内容： 用户输入一个整数，程序计算并输出该整数的阶乘值。

实验代码：

```
1   import math
2   # 用户输入整数
3   n = int(input("请输入一个整数："))
4   # 计算阶乘
5   factorial_value = math.factorial(n)
6   # 输出结果
7   print("{} 的阶乘值为：{}".format(n, factorial_value))
```

实验结果：

```
请输入一个整数：5
5 的阶乘值为：120
```

代码解析：

用户输入一个整数，程序使用 math 库中的 factorial() 函数计算该整数的阶乘值，并将结果打印输出。

实验扩展：

尝试使用循环结构实现阶乘的计算函数，比较自己实现的和 math 库的效率和准确性。

【实验范例 5.3】计算平方根。

实验目的： 熟悉 math 库中计算平方根的函数 sqrt()，并掌握其使用方法。

实验内容： 用户输入一个数字，程序计算并输出该数字的平方根。

实验代码：

```
1   import math
2   # 用户输入数字
3   number = float(input("请输入一个数字："))
4   # 计算平方根
5   sqrt_value = math.sqrt(number)
6   # 输出结果
7   print("{} 的平方根为：{}".format(number, sqrt_value))
```

实验结果：

```
请输入一个数字：16
16.0 的平方根为：4.0
```

代码解析：

用户输入一个数字，程序使用 math 库中的 sqrt() 函数得到该数字的平方根计算结果，并将结果打印输出。

【实验范例 5.4】生成随机密码。

实验目的：使用 random 库生成随机密码，了解如何利用随机数生成器创建随机序列。

实验内容：编写一个程序，生成包含大小写字母、数字和特殊字符的随机密码。

实验代码：

```
1   import random
2   import string
3   # 密码长度
4   password_length = 12
5   # 生成随机密码
6   password_characters = string.ascii_letters + string.digits + string.punctuation
7   random_password = ''.join(random.choice(password_characters) for _ in
8   range(password_length))
9   # 输出随机密码
10  print("随机密码: ", random_password)
```

实验结果示例：

    随机密码: S]}!.BahvF)L

代码解析：

使用 string 模块中的 ascii_letters、digits 和 punctuation 来定义密码字符集。其中，string.ascii_letters 是一个包含所有 ASCII（即英文大小写字母）的字符串常量，string.digits 是一个包含所有数字字符的字符串常量，string.punctuation 是一个包含所有标点符号的字符串常量，然后使用 random.choice()函数生成随机密码。

（1）random.choice(password_characters)：这里的 password_characters 是一个包含所有可能用于密码字符的列表或字符串。random.choice()函数会从这个列表或字符串中随机选择一个字符。

（2）for _ in range(password_length)：使用 range()函数来创建一个迭代器，用于控制循环的次数。password_length 是设定的密码长度。在每次迭代时，会生成一个随机字符。

（3）''.join(...)：使用''.join()函数将生成的随机字符连接起来，形成一个字符串。

因此，整体而言，这段代码的作用是生成一个指定长度的随机密码，其中，密码的每个字符都是从 password_characters 中随机选择的。

实验扩展：

修改程序以接收用户输入的密码长度，并添加其他字符集的选项。

【实验范例 5.5】随机打乱列表元素。

实验目的：学会使用 random 库中的函数对序列进行随机操作。

实验内容：编写一个程序，随机打乱一个列表的元素顺序。

实验代码：

```
1   import random
2   # 原始列表
3   original_list = [1, 2, 3, 4, 5, 6, 7, 8, 9, 10]
4   # 随机打乱列表
5   random.shuffle(original_list)
6   # 输出结果
7   print("随机打乱后的列表: ", original_list)
```

实验结果示例：

随机打乱后的列表: [4, 7, 9, 6, 8, 10, 1, 3, 2, 5]

代码解析：

random.shuffle()函数的作用是对列表中元素的顺序进行打乱。

实验扩展：

修改程序以接收用户输入的列表，并随机打乱其元素。

【实验范例5.6】模拟掷骰子。

实验目的： 使用 random 库模拟掷骰子，了解如何生成指定范围内的随机整数。

实验内容： 编写一个程序，模拟掷一个六面的骰子，并输出结果。

实验代码：

```
1   import random
2   # 模拟掷骰子
3   dice_result = random.randint(1, 6)
4   # 输出结果
5   print("骰子结果: ", dice_result)
```

实验结果示例：

骰子结果: 4

代码解析：

random.randint()函数的作用是生成指定范围内[1,6]（即包括 1 和 6）的随机整数。本范例中，骰子的点数为1～6。

实验扩展：

修改程序以模拟多次掷骰子的过程，统计点数分布。

【实验范例5.7】绘制彩虹色螺旋线。

实验目的： 利用 turtle 库进行图形绘制，了解基本的绘图函数。

实验内容： 编写一个程序，使用 turtle 库绘制一条彩虹色的螺旋线。

实验代码：

```
1   import turtle
2   from colorsys import hsv_to_rgb
3   # 创建一个 Turtle 对象
```

```
4    rainbow_spiral = turtle.Turtle()
5    # 设置速度
6    rainbow_spiral.speed(10)
7    # 绘制彩虹色螺旋线
8    for i in range(360):
9        hue = i / 360.0
10       color = hsv_to_rgb(hue, 1.0, 1.0)
11       rainbow_spiral.pencolor(color)
12       rainbow_spiral.forward(i)
13       rainbow_spiral.left(45)
14   # 关闭 turtle 窗口
15   turtle.done()
```

实验结果：

实验结果如图 5-1 所示。

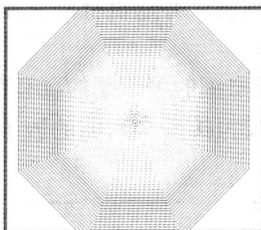

图 5-1　实验范例 5.7 运行结果

代码解析：

利用 turtle 库中的 Turtle 对象，设置速度并循环绘制彩虹色的螺旋线。

（1）import turtle：第 1 行代码导入 turtle 库，它提供了一个简单的绘图环境，可以用来绘制各种形状和图案。

（2）from colorsys import hsv_to_rgb：第 2 行代码从 colorsys 模块中导入 hsv_to_rgb() 函数，用于将色相（hue，H）、饱和度（saturation，S）、亮度（value，V）颜色表示转换为红（red，R）、绿（green，G）、蓝（blue，B）颜色表示。

（3）rainbow_spiral = turtle.Turtle()：第 4 行代码创建了一个 Turtle 对象，命名为 rainbow_spiral，它将用于绘制彩虹色的螺旋线。

（4）rainbow_spiral.speed(10)：第 6 行代码设置 Turtle 对象的绘制速度为 10，即绘制速度较快。

（5）for i in range(360):：第 8 行代码使用循环迭代 360 次，每次迭代都会绘制螺旋线的一个部分。

（6）hue = i / 360.0：第 9 行代码计算当前迭代的色相值，即通过将当前迭代次数除以 360 得到。

（7）color = hsv_to_rgb(hue, 1.0, 1.0)：第 10 行代码使用 hsv_to_rgb() 函数将色相值转

换为 RGB 颜色值，饱和度和亮度都设置为 1.0，即最大饱和度和亮度，得到的 RGB 颜色值表示彩虹色中的一个色彩。

（8）rainbow_spiral.pencolor(color)：第 11 行代码设置 Turtle 对象的画笔颜色为前面计算得到的 RGB 颜色值，即彩虹色中的一个色彩。

（9）rainbow_spiral.forward(i)：第 12 行代码让 Turtle 对象向前移动当前迭代次数 i 个单位长度，这样就形成了螺旋线的效果，且螺旋线长度逐渐增加。

（10）rainbow_spiral.left(45)：第 13 行代码让 Turtle 对象向左旋转 45°，从而实现绘制螺旋线的效果。

（11）turtle.done()：第 15 行代码在绘制完成后保持窗口显示，直到用户关闭窗口。

综上所述，本范例利用 turtle 库绘制了一条彩虹色的螺旋线，通过改变色相值来绘制彩虹色的不同部分，同时利用循环和前进旋转操作实现螺旋线的效果。

实验扩展：

修改参数以调整螺旋线的形状和颜色，尝试绘制其他图案。

【实验范例 5.8】绘制简单的几何图形。

实验目的：学会使用 turtle 库绘制简单的几何图形，理解 forward() 和 left() 函数的使用。

实验内容：编写一个程序，使用 turtle 库绘制一个五边形。

实验代码：

```
1  import turtle
2  # 创建一个 Turtle 对象
3  polygon_drawer = turtle.Turtle()
4  # 绘制五边形
5  for _ in range(5):
6      polygon_drawer.forward(100)   # 边长为100
7      polygon_drawer.left(72)       # 内角为72°
8  # 关闭 turtle 窗口
9  turtle.done()
```

实验结果：

实验结果如图 5-2 所示。

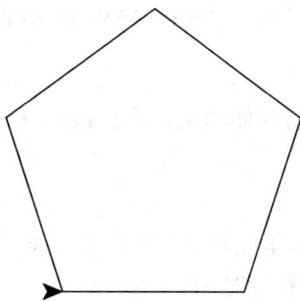

图 5-2　五边形

代码解析：

利用 forward()函数移动 Turtle 对象、left()函数控制角度，从而绘制出一个五边形。

实验扩展：

修改程序以绘制其他多边形或尝试绘制一个复杂的图案。

【实验范例 5.9】绘制简单的海龟画。

实验目的： 了解 turtle 库的基本绘图功能，通过绘制海龟画，掌握绘图命令。

实验内容： 编写一个程序，使用 turtle 库绘制一个简单的海龟画。

实验代码：

```
1   import turtle
2   # 创建一个 Turtle 对象
3   turtle_drawer = turtle.Turtle()
4   # 绘制一个海龟
5   turtle_drawer.circle(50)      # 画海龟的身体
6   turtle_drawer.penup()         # 抬起画笔
7   turtle_drawer.left(90)        # 调整角度
8   turtle_drawer.forward(20)     # 移动到头部
9   turtle_drawer.pendown()       # 放下画笔
10  turtle_drawer.circle(10)      # 画海龟的头
11  # 关闭 turtle 窗口
12  turtle.done()
```

实验结果：

实验结果如图 5-3 所示。

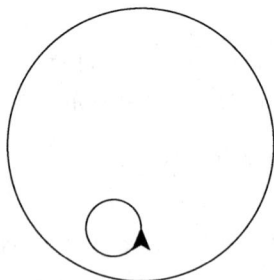

图 5-3　实验范例 5.9 运行结果

代码解析：

使用 circle()函数绘制海龟的身体和头，通过 penup()和 pendown()函数控制画笔的抬起和放下。

实验扩展：

修改程序以绘制更复杂的海龟画，添加颜色或其他装饰。

【实验范例 5.10】测量程序执行时间。

实验目的： 使用 time 库测量程序的执行时间，了解如何计算代码块的运行时间。

实验内容： 编写一个程序，计算从 1 到 1000000 的总和，并使用 time 库测量计算的执行时间。

实验代码：

```
1   import time
2   # 记录开始时间
3   start_time = time.time()
4   # 执行计算：从 1 加到 1000000
5   total_sum = sum(range(1, 1000001))
6   # 记录结束时间
7   end_time = time.time()
8   # 输出结果和执行时间
9   print("总和: ", total_sum)
10  print("程序执行时间: ", end_time - start_time, "秒")
```

实验结果：

总和：500000500000
程序执行时间：0.06183433532714844 秒

代码解析：

使用 time 库中的 time() 函数获取程序执行前后的时间戳，计算两者之差（即程序执行时间）。

实验扩展：

修改程序，使其能够接收用户输入的范围，并计算该范围内所有整数的和。

【实验范例 5.11】倒计时程序。

实验目的： 使用 time 库创建一个简单的倒计时程序，了解如何利用 sleep() 函数进行时间间隔的控制。

实验内容： 编写一个程序，实现从用户输入的秒数开始的倒计时。

实验代码：

```
1   import time
2   # 用户输入倒计时秒数
3   countdown_seconds = int(input("请输入倒计时秒数："))
4   # 倒计时
5   while countdown_seconds > 0:
6       print(countdown_seconds,end=",")
7       time.sleep(1)   # 休眠 1 秒
8       countdown_seconds -= 1
9   print("倒计时结束！")
```

实验结果：

请输入倒计时秒数：10
10,9,8,7,6,5,4,3,2,1,倒计时结束！

代码解析：

使用 time 库中的 sleep()函数实现倒计时效果，每秒输出当前剩余秒数。

实验扩展：

添加声音或其他提示，使倒计时更加生动。

【实验范例 5.12】获取当前日期和时间。

实验目的： 使用 time 库获取当前日期和时间，了解时间的表示形式。

实验内容： 编写一个程序，获取并输出当前的日期和时间。

实验代码：

```
1   import time
2   # 获取当前时间的结构化表示
3   current_time_struct = time.localtime()
4   # 格式化输出当前时间
5   formatted_time = time.strftime("%Y-%m-%d %H:%M:%S", current_time_struct)
6   print("当前时间: ", formatted_time)
```

实验结果示例：

```
当前时间: 2024-02-03 21:10:23
```

代码解析：

localtime()函数的作用是将当前的系统时间（通常是以秒为单位的时间戳）转换为本地时间的表示形式；strftime()函数用于接收一个时间结构体或类似的数据结构，并根据提供的格式字符串，将时间信息格式化为一个字符串。

实验扩展：

尝试使用不同的时间格式化字符串，查看输出结果的变化。

5.2　Python 第三方库

【实验范例 5.13】PyInstaller 将程序打包成可执行文件。

实验目的： 掌握 PyInstaller 的基本操作。

实验内容： 将下面绘制五角星的代码，打包成 Windows 操作系统下可执行的.exe 文件。

实验代码：

```
1   import turtle as t
2   t.title("五角星")
3   t.bgcolor("white")
4   t.speed(3)
```

```
5    # 五角星绘制函数
6    def draw_star(length):
7        t.begin_fill()
8        t.color("red")
9        for i in range(5):
10           t.forward(length)
11           t.right(144)
12           t.forward(length)
13           t.left(72)
14       t.end_fill()
15       t.done()
16   # 绘制五角星
17   draw_star(100)
```

实验结果：

实验结果如图 5-4 所示。

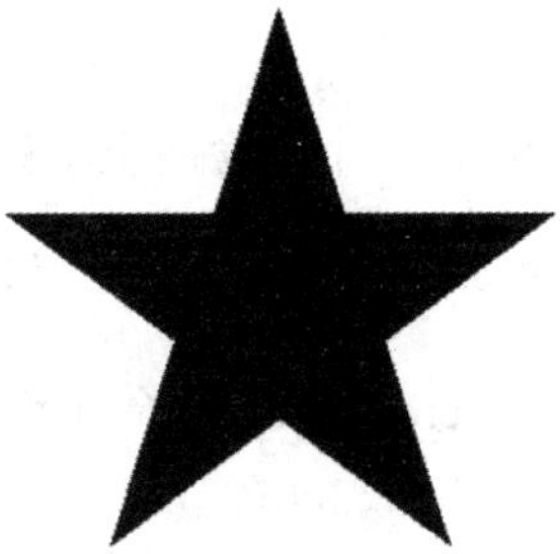

图 5-4　实验范例 5.13 运行结果

代码解析：

将上述代码打包的过程如下：①将该代码保存到相应路径下，如 D:\code\five_pointed_star.py；②在命令行提示符下，运行 pyinstaller-F D:\code\five_pointed_star.py；③在输入上述命令的目录下生成 build 和 dist 文件夹，因为输入命令时使用了-F 参数，所以 dist 文件夹下仅有一个名为 five_pointed_star.exe 的可执行文件，该文件就是打包好的文件，执行该文件便可以直接绘制上述五角星图案。

【实验范例 5.14】创建各种类型的数组。

实验目的：掌握 numpy 库创建不同数组的功能。

实验内容 1：创建一个名称为 array1d 的一维数组。

实验代码 1：

```
1    import numpy as np
2    array1d=np.array([1,2,3,4,5])
3    print(array1d)
```

实验结果 1:

```
[1 2 3 4 5]
```

代码解析 1:

np.array()是 numpy 库中的一个函数,用于创建数组。[1,2,3,4,5]是一个包含 5 个整数元素的列表。因为 numpy 数组的字符串表示形式简化了视觉上的冗余,打印 numpy 数组[1,2,3,4,5]时默认情况下不会显示数字间的逗号。

实验内容 2: 创建一个名称为 array2d 的二维数组。

实验代码 2:

```
1  import numpy as np
2  array2d= np.array([[1,2,3], [4,5,6]])
3  print(array2d)
```

实验结果 2:

```
[[1 2 3]
 [4 5 6]]
```

代码解析 2:

第 2 行代码中的[[1,2,3],[4,5,6]]是一个包含两个子列表的列表。每个子列表都包含 3 个整数元素。最终返回一个 numpy 数组对象。实验结果也可以形象地理解为 $\begin{bmatrix} 1 & 2 & 3 \\ 4 & 5 & 6 \end{bmatrix}$。

实验内容 3: 创建一个名称为 zeros_array 的全 0 数组。

实验代码 3:

```
1  import numpy as np
2  zeros_array = np.zeros((3,3))
3  print(zeros_array)
```

实验结果 3:

```
[[0. 0. 0.]
 [0. 0. 0.]
 [0. 0. 0.]]
```

代码解析 3:

第 2 行代码中的 np.zeros()是 numpy 库中的一个函数,用于创建指定形状的全 0 数组。(3,3)是一个元组,表示数组的形状。在这里,(3,3)表示创建一个 3 行 3 列的数组。通过指定 dtype 参数为整数类型来实现结果为整型。实验结果也可以形象地理解为 $\begin{bmatrix} 0 & 0 & 0 \\ 0 & 0 & 0 \\ 0 & 0 & 0 \end{bmatrix}$。

实验内容 4: 创建一个名称为 ones_array 的全 1 数组。

实验代码 4：

```
1  import numpy as np
2  ones_array = np.ones((3,3))
3  print(ones_array)
```

实验结果 4：

```
[[1. 1. 1.]
 [1. 1. 1.]
 [1. 1. 1.]]
```

代码解析 4：

第 2 行代码中的 np.ones() 是 numpy 库中用于创建指定形状的全 1 数组。(3,3) 是一个元组，表示数组的形状。在这里，(3,3) 表示创建一个 3 行 3 列的数组。实验结果也可以形象地理解为 $\begin{bmatrix} 1 & 1 & 1 \\ 1 & 1 & 1 \\ 1 & 1 & 1 \end{bmatrix}$。

实验内容 5： 创建指定范围的数组：创建一个从 1 到 20，步长为 3 的数组。

实验代码 5：

```
1  import numpy as np
2  range_array = np.arange(1,20,3)
3  print(range_array)
```

实验结果 5：

```
[1 4 7 10 13 16 19]
```

代码解析 5：

第 2 行代码中的 np.arange() 函数的作用是创建一个数组，其元素在给定的范围内以指定的步长增加。1、20、3 是 np.arange() 函数的参数，分别表示起始值、结束值（左闭右开，不包括 20）和步长。

实验内容 6： 创建等间隔数组：创建一个 0 到 1 之间，包含 5 个元素的等间隔数组。

实验代码 6：

```
1  import numpy as np
2  linspace_array = np.linspace(0, 1, 5)
3  print(linspace_array)
```

实验结果 6：

```
[0. 0.25 0.5 0.75 1.]
```

代码解析 6：

第 2 行代码中的 np.linspace() 是 numpy 库中的一个函数，用于创建一个等间隔的数组。0、1、5 是 np.linspace() 函数的参数，分别表示起始值、结束值（包括）和数组中元素的个数。函数 np.linspace()接收三个参数，并返回一个数组，其元素在给定的范围内以等间隔分布。

【实验范例 5.15】数组的索引应用一。

实验目的：掌握对数组的索引。

实验内容：对数组的内容进行不同情况的索引。

实验代码：

```
1   import numpy as np
2   array1 = np.array(["伟", "大", "的", "中", "国"], dtype=str)
3   print(array1)
4   print(array1[0])
5   print(array1[1])
6   print(array1[3])
7   print(array1[-1])
8   print(array1[-5])
```

实验结果：

```
['伟' '大' '的' '中' '国']
伟
大
中
国
伟
```

代码解析：

第 2 行代码使用 np.array()函数创建一个包含字符串元素的一维数组；第 3 行代码输出数组 array1 的内容，输出['伟' '大' '的' '中' '国']；第 4 行代码输出数组 array1 中索引为 0 的元素，即第一个元素'伟'；第 5 行代码输出数组 array1 中索引为 1 的元素，即第二个元素'大'；第 6 行代码输出数组 array1 中索引为 3 的元素，即第四个元素'中'；第 7 行代码输出数组 array1 中索引为-1 的元素，即倒数第一个元素'国'；第 8 行代码输出数组 array1 中索引为-5 的元素，即倒数第五个元素'伟'。

【实验范例 5.16】数组的索引应用二。

实验目的：充分掌握对数组的索引。

实验内容：详细分析对数组不同情况如何索引。

实验代码：

```
1   import numpy as np
2   array1=np.array(["伟","大","的","中","国"],dtype=str)
3   subset1=array1[1:4]
4   print(subset1)
5   subset2=array1[:4]
6   print(subset2)
```

```
7   subset3=array1[3:]
8   print(array1[-5])
9   print(subset3)
10  subset4=array1[::1]
11  print(subset4)
12  subset5=array1[::-1]
13  print(subset5)
14  subset6=array1[::2]
15  print(subset6)
16  array1[3:5]=["母","亲"]
17  print(array1)
18  array1[0:6]=array1[0:6][::-1]
19  print(array1)
```

实验结果：

```
['大''的''中']
['伟''大''的''中']
['伟']
['中''国']
['伟''大''的''中''国']
['国''中''的''大''伟']
['伟''的''国']
['伟''大''的''母''亲']
['亲''母''的''大''伟']
```

代码解析：

第 2 行代码创建一个包含字符串元素的 numpy 数组 array1；第 3 行代码获取 array1 中索引从 1 到 3 的子数组（不包括索引 4），赋值给 subset1；第 4 行代码执行打印输出命令，结果为['大' '的' '中']；第 5 行代码获取 array1 中索引从 0 到 3 的子数组（不包括索引 4），赋值给 subset2；第 6 行代码输出['伟' '大' '的' '中']；第 7 行代码获取 array1 中索引从 3 到最后的子数组，赋值给 subset3；第 8 行代码输出['伟']；第 9 行代码输出['中' '国']；第 10 行代码获取 array1 中所有元素，步长为 1，赋值给 subset4；第 11 行代码输出['伟' '大' '的' '中' '国']；第 12 行代码获取 array1 中所有元素，逆序排列，赋值给 subset5；第 13 行代码输出['国' '中' '的' '大' '伟']；第 14 行代码获取 array1 中所有元素，步长为 2，赋值给 subset6；第 15 行代码输出['伟' '的' '国']；第 16 行代码将 array1 中索引从 3 到 4 的元素替换为列表 ["母","亲"]；第 17 行代码输出['伟' '大' '的' '母' '亲']；第 18 行代码将 array1 中索引从 0 到 5 的元素逆序替换；第 19 行代码输出['亲' '母' '的' '大' '伟']。

通过上述代码解析，可以发现，既然索引可以访问特定元素，那么如何实现访问一段或者一定范围内的元素呢？下面通过实例来掌握切片的具体功能。

【实验范例 5.17】二维数组的切片。

实验目的：掌握对数组的切片操作。

实验内容：对数组的内容进行不同情况的切片操作。

实验代码：

```
1  import numpy as np
2  array_2d = np.array([['a','b','c'],['d','e','f'],['g','h','i']])
3  subset=array_2d[0:2,1:3]
4  print(subset)
```

实验结果：

```
[['b' 'c']
 ['e' 'f']]
```

代码解析：

上述代码中，使用 np.array() 函数创建了一个二维数组，如图 5-5 所示。array_2d[0:2,1:3]表示选择第 0 行到第 1 行（不包括第 2 行），可以理解为由虚线①切割，以及第 1 列到第 2 列（不包括第 3 列）的元素，可以理解为由虚线②切割，因此，返回一个 2×2 的子数组（阴影部分）。

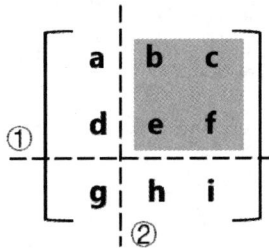

图 5-5　二维数组

【实验范例 5.18】二维数组的切片的变形。

实验目的：掌握对数组不同情况的切片操作。

实验内容：对二维数组进行不同程度的切片操作。

实验代码：

```
1   import numpy as np
2   array_2d = np.array([['a','b','c'],['d','e','f'],['g','h','i']])
3   first_row=array_2d[0]
4   print('第一行为: ',first_row)                #输出['a''b''c']
5   second_column=array_2d[:,1]
6   print('第二列为: ',second_column)            #输出['b''e''h']
7   top_left_subset=array_2d[:2,:2]
8   print('左上角: ',top_left_subset)            #输出#[['a' 'b']['d' 'e']]
9   bottom_right_subset=array_2d[1:, 1:]
10  print('右下角: ',bottom_right_subset)         #输出[['e' 'f']['h' 'i']]
```

```
11  middle_subset=array_2d[1:,1:]
12  print('获取中间的行和列为: ',middle_subset)    #输出[['e' 'f']['h' 'i']]
```

实验结果:

> 第一行为:['a''b''c']
> 第二列为:['b''e''h']
> 左上角为:[['a''b']['d''e']]
> 右下角为:[['e''f']['h''i']]
> 获取中间的行和列为:[['e''f']['h''i']]

代码解析:

根据上述实例,这段代码中的 first_row=array_2d[0]是一个基于索引的切片操作,它用于从二维数组 array_2d 中提取第一行的元素。具体而言,array_2d[0]中的[0]表示选择第一行(索引为 0)的所有元素。因为这是一个一维的切片操作,所以返回的结果是一个包含第一行所有元素的一维数组。second_column=array_2d[:,1]:这个切片操作选择了所有行(:表示所有行),以及第二列(1 表示第二列)的元素。因此 second_column 变量中存储的是二维数组 array_2d 中第二列的所有元素,即 ['b' 'e' 'h']。数组左上角和右下角的理解方法同实验范例 5.17。middle_subset=array_2d[1:,1:]:这个切片操作和bottom_right_subset 类似,选择了从第二行(包括第二行)到最后一行,以及从第二列(包括第二列)到最后一列的元素。因此,middle_subset 变量中存储的是二维数组 array_2d 的中间的行和列的子数组,即[['e' 'f']['h' 'i']]。

【实验范例 5.19】数组的元素级运算。

实验目的: 掌握对数组的元素级运算。

实验内容: 实现对数组的加、减、乘、除运算。

实验代码:

```
1   import numpy as np
2   array1=np.array([1,2,3,4])
3   array2=np.array([5,6,7,8])
4   #创建两个 numpy 数组
5   result_addition=array1+array2              #元素相加
6   result_subtraction=array1-array2           #元素相减
7   result_multiplication=array1*array2        #元素相乘
8   result_division=array1/array2              #元素相除
9   #对数组进行基本的元素级运算
10  print("Array1:",array1)
11  print("Array2:",array2)
12  print("Addition:",result_addition)
13  print("Subtraction:",result_subtraction)
14  print("Multiplication:",result_multiplication)
15  print("Division:",result_division)
16  #打印上述结果
```

实验结果：

```
Array1:[1 2 3 4]
Array2:[5 6 7 8]
Addition:[6 8 10 12]
Subtraction:[-4 -4 -4 -4]
Multiplication:[5 12 21 32]
Division:[0.2 0.33333333 0.42857143 0.5]
```

代码解析：

上述代码演示了如何使用 numpy 库进行基本的数组运算，这些运算与数学中的数组运算类似。

（1）加法（addition）：将两个数组中对应位置的元素相加，得到一个新的数组，如 result_addition=array1+array2。

（2）减法（subtraction）：将两个数组中对应位置的元素相减，得到一个新的数组，如 result_subtraction=array1-array2。

（3）乘法（multiplication）：将两个数组中对应位置的元素相乘，得到一个新的数组，如 result_multiplication=array1*array2。

（4）除法（division）：将两个数组中对应位置的元素相除，得到一个新的数组，如 result_division=array1/array2。

这些操作与数学中的向量或矩阵的基本运算类似，是在数组的每个元素上进行的逐元素操作。

【实验范例 5.20】数组的数学函数运算。

实验目的：掌握对数组的数学函数运算。

实验内容：求数组的平方根和对数。

实验代码：

```
1  import numpy as np
2  array=np.array([1,4,9,16,25])
3  sqrt_array=np.sqrt(array)      #求平方根
4  log_array=np.log(array)        #取对数
5  print("原始数组:",array)
6  print("平方根:",sqrt_array)
7  print("对数:",log_array)
```

实验结果：

```
原始数组:[1  4  9  16  25]
平方根:[1.  2.  3.  4.  5.]
对数:[0.    1.38629436 2.19722458 2.77258872 3.21887582]
```

【实验范例 5.21】数组的数学统计运算。

实验目的：掌握对数组的数学统计运算。

实验内容：求数组的平均值、中位数、标准差。

实验代码：

```
1  import numpy as np
2  array=np.array([1,4,9,16,25])
3  mean_value=np.mean(array)          #计算平均值
4  median_value=np.median(array)      #计算中位数
5  std_deviation=np.std(array)        #计算标准差
6  print("平均值:",mean_value)
7  print("中位数:",median_value)
8  print("标准差:",std_deviation)
```

实验结果：

平均值:11.0
中位数:9.0
标准差:8.648699324175862

【**实验范例 5.22**】使用 pandas 库加载数据，并进行初步的数据探索，需要加载的 CSV 文件内容如表 5-1 所示。

表 5-1 hos-patients.csv 文件信息

姓名	年龄	性别	症状	诊断
王小明	45	男	发热	感冒
李小红	32	女	咳嗽	流感
张小刚	50	男	头痛	偏头痛
赵小美	28	女	呕吐	食物中毒
陈小亮	60	男	胸痛	心绞痛
刘小云	35	女		肠道感染
黄小强	40	男	乏力	流感
周小雨	25		头晕	贫血
吴小龙	55	男	胸闷	心肌梗死
孙小芳		女	关节疼痛	风湿性关节炎
王小明	45	男	发热	感冒

实验目的：了解如何使用 pandas 库加载数据，并进行初步的数据探索。

实验内容：使用 pandas 库对 CSV 数据进行加载和查看。

实验代码：

```
1  import pandas as pd
2  df = pd.read_csv('hos-patients.csv')
3  print("前几行数据：")
4  print(df.head())
```

```
5    print("\n 数据摘要信息：")
6    print(df.info())
7    print("\n 数据统计摘要：")
8    print(df.describe())
```

实验结果：

实验结果如图 5-6 所示。

```
前几行数据：
     姓名   年龄  性别  症状    诊断
0   王小明  45.0  男   发热    感冒
1   李小红  32.0  女   咳嗽    流感
2   张小刚  50.0  男   头痛    偏头痛
3   赵小美  28.0  女   呕吐    食物中毒
4   陈小亮  60.0  男   胸痛    心绞痛

数据摘要信息：
<class 'pandas.core.frame.DataFrame'>
RangeIndex: 11 entries, 0 to 10
Data columns (total 5 columns):
 #   Column  Non-Null Count  Dtype
---  ------  --------------  -----
 0   姓名      11 non-null     object
 1   年龄      10 non-null     float64
 2   性别      10 non-null     object
 3   症状      10 non-null     object
 4   诊断      11 non-null     object
dtypes: float64(1), object(4)
memory usage: 572.0+ bytes
None

数据统计摘要：
              年龄
count  10.000000
mean   41.500000
std    11.597414
min    25.000000
25%    32.750000
50%    42.500000
75%    48.750000
max    60.000000
```

图 5-6   实验范例 5.22 运行结果

代码解析：

这段代码的目的是使用 pandas 库加载名为 hos-patients.csv 的数据文件，查看该文件中包含的患者信息；查看 DataFrame 的前几行，以了解数据的结构和内容；使用.info() 方法查看 DataFrame 的摘要信息，包括每列的数据类型和缺失值情况。使用.describe() 方法生成数据的统计摘要，如均值、标准差、最小值、最大值等。

（1）使用 pandas 库的 read_csv()函数加载名为 hos-patients.csv 的 CSV 文件，并将其存储在 DataFrame df 中。

（2）print("前几行数据：")指的是打印提示信息，指示即将打印 DataFrame 的前几行数据。

（3）使用 DataFrame 的 head()方法查看前几行数据，默认显示前五行，以便了解数据的结构和内容。

（4）print("\n 数据摘要信息：")：打印提示信息，指示即将打印 DataFrame 的摘要信息。

（5）使用 DataFrame 的 info()方法打印数据摘要信息，包括每列的非空值数量和数据类型。

（6）print("\n 数据统计摘要：")：打印提示信息，指示即将打印 DataFrame 的统计摘要信息。

（7）print(df.describe())：使用 DataFrame 的 describe()方法生成数据的统计摘要，包括计数、均值、标准差、最小值、25%、50%、75%和最大值。

【实验范例 5.23】 pandas 数据清洗和处理。

在医院患者文件 hos-patients.csv 中不难发现，在实际的数据制作和保存过程中，有的患者年龄、性别、症状等存在数据丢失的情况。在大数据的数据处理中，为了不影响数据对模型训练的稳定性等情况，我们采用向前填充的方法填充缺失值，也就是将有缺失值前一项的数据填充到该项中；对重复的数据进行删除，可以发现，患者王小明存在两项重复的数据，将重复的数据删除一项即可。

实验目的： 学习使用 pandas 库进行数据清洗和处理。

实验内容： 使用 pandas 库进行数据缺失值、重复值的处理和数据类型转换等操作。

实验代码：

```
1   import pandas as pd
2   df = pd.read_csv('hos-patients.csv')
3   df.fillna(method='ffill', inplace=True)
4   df.drop_duplicates(inplace=True)
5   df['年龄'] = df['年龄'].astype(int)
6   print("处理后的数据：")
7   print(df.head())
8   print("\n 处理后数据的统计摘要：")
9   print(df.describe())
```

实验结果：

实验结果如图 5-7 所示。

图 5-7 实验范例 5.23 运行结果

代码解析：

（1）处理缺失值：使用 fillna()方法对缺失的值进行填充，方法是前向填充，也就是用缺失值所在列中的前一个非缺失值填充。

（2）处理重复值：使用 drop_duplicates()方法保留第一个出现的重复值，并将其余的重复值删除。

（3）数据类型转换：使用 astype()方法将年龄列的数据类型转换为整数类型。

（4）打印处理后的数据：使用 print(df.head())打印处理后的数据的前几行，以查看处理结果。

（5）生成处理后数据的统计摘要：使用 describe()方法生成处理后数据的统计摘要，包括计数、平均值、标准差、最小值、25%、50%、75%和最大值。

matplotlib 库是 Python 科学计算和数据分析领域中常用的绘图库之一。学习 matplotlib 库需要掌握最基本的绘图元素，如定制图形的外观，包括颜色、线型、标签、标题等，提升数据可视化的能力。通过学习基本图形绘制、颜色和线型定制、标签和标题定制等内容，用户将掌握 matplotlib 库中丰富的定制功能，进而创造出更具有吸引力和可读性的图形。

【实验范例 5.24】matplotlib 库的基本绘图属性。

实验目的：学习如何使用 matplotlib 库定制图形的外观，包括颜色、线型、标签、标题等。

实验内容：假设有两份数据集，现在要将其绘制成折线图，包括基本图形绘制、颜色和线型定制、标签和标题定制、字体和样式定制、背景和网格定制、图形大小和比例定制、保存并显示图形。

实验代码：

```
1  import matplotlib.pyplot as plt
2  #实验数据
3  x=[1,2,3,4,5]
4  y1=[1,4,9,16,25]
5  y2=[1,2,4,8,16]
6  plt.rcParams['font.sans-serif']=['SimSun']
7  #基本图形的绘制
8  plt.figure(figsize=(8,6))
9  plt.plot(x,y1,label='数据集 1',color='blue',linestyle='-',marker='o')
10 plt.plot(x,y2,label='数据集 2',color='red',linestyle='--',marker='s')
11 #标签和标题的定制
12 plt.xlabel('X 轴标签',fontsize=12,color='green')
13 plt.ylabel('Y 轴标签',fontsize=12,color='green')
14 plt.title('定制图形示例',fontsize=14,color='purple')
15 #图例定制
16 plt.legend(loc='upper left')
17 #背景和网格的定制
18 plt.grid(True,linestyle='--',linewidth=0.5,color='gray',alpha=0.5)
19 plt.gca().set_facecolor('#f0f0f0')
20 #图形大小和比例定制
```

```
21   plt.tight_layout()
22   #保存图形
23   plt.savefig('customized_plot.png')
24   #显示图形
25   plt.show()
```

实验结果：

实验结果如图 5-8 所示。

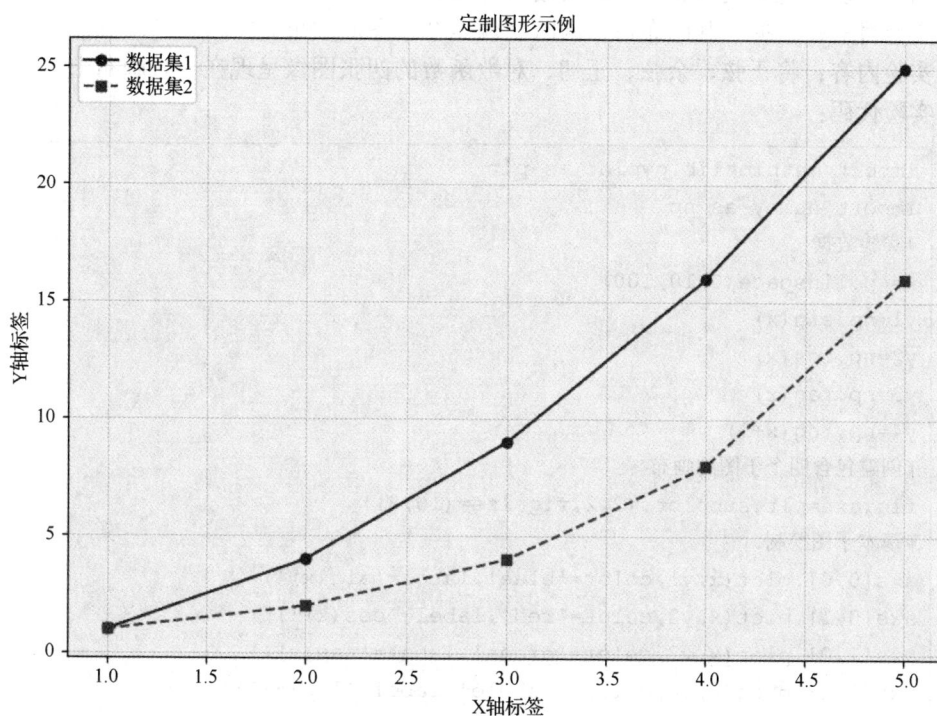

图 5-8　实验范例 5.24 运行结果

代码解析：

这段代码实现了针对图形定制实验的各项内容。

（1）基本图形绘制：使用 plt.plot() 函数绘制两个数据集的折线图，并定制线型、颜色和标记。

（2）标签和标题定制：使用 plt.xlabel() 函数、plt.ylabel() 函数和 plt.title() 函数添加 X 轴标签、Y 轴标签和标题，并定制字体大小和颜色。

（3）图例定制：使用 plt.legend() 函数添加图例，并指定图例位置。

（4）背景和网格定制：使用 plt.grid() 函数添加网格线，并设置网格线的样式和颜色；使用 plt.gca().set_facecolor() 设置图形的背景颜色。

（5）图形大小和比例定制：使用 plt.tight_layout() 函数调整图形的大小和比例。

（6）保存图形：使用 plt.savefig() 函数将生成的图形保存为图片文件。

（7）显示图形：使用 **plt.show()** 函数显示图形。

【实验范例 5.25】使用 matplotlib 库绘制子图。

子图是指将一个大的图形窗口分割成多个小的图形区域，每个小图形区域称为一个子图。子图可以帮助我们在同一个图形窗口中同时展示多个相关或不相关的数据图形，从而方便比较和分析。在 matplotlib 库中，可以使用 **plt.subplots()** 函数创建包含多个子图的画布，并使用子图索引来绘制和定制每个子图的内容和样式。子图的排列方式可以是水平排列、垂直排列、网格排列等，具体取决于用户的需求和绘制的图形类型。通过使用子图，可以实现更灵活和丰富的数据可视化效果。

实验目的：掌握一张画布可以同时呈现多个子图的效果。

实验内容：将正弦、余弦、正切、对数函数的四张图像呈现在一张画布上。

实验代码：

```
1   import matplotlib.pyplot as plt
2   import numpy as np
3   #实验数据
4   x=np.linspace(0,10,100)
5   y1=np.sin(x)
6   y2=np.cos(x)
7   y3=np.tan(x)
8   y4=np.log(x+1)
9   #创建包含四个子图的画布
10  fig,axs=plt.subplots(2,2,figsize=(10,8))
11  #基本子图绘制
12  axs[0,0].plot(x,y1,color='blue',label='sin(x)')
13  axs[0,1].plot(x,y2,color='red',label='cos(x)')
14  axs[1,0].plot(x,y3,color='green',label='tan(x)')
15  axs[1,1].plot(x,y4,color='purple',label='log(x+1)')
16  #子图样式定制
17  axs[0,0].set_title('SinFunction')
18  axs[0,1].set_title('CosFunction')
19  axs[1,0].set_title('TanFunction')
20  axs[1,1].set_title('LogFunction')
21  for ax in axs.flat:
22      ax.set_xlabel('x')
23      ax.set_ylabel('y')
24      ax.legend()
25  #图形大小和比例定制
26  plt.tight_layout()
27  #保存图形
28  plt.savefig('subplot_experiment_four_plots.png')
29  #显示图形
30  plt.show()
```

实验结果：

实验结果如图 5-9 所示。

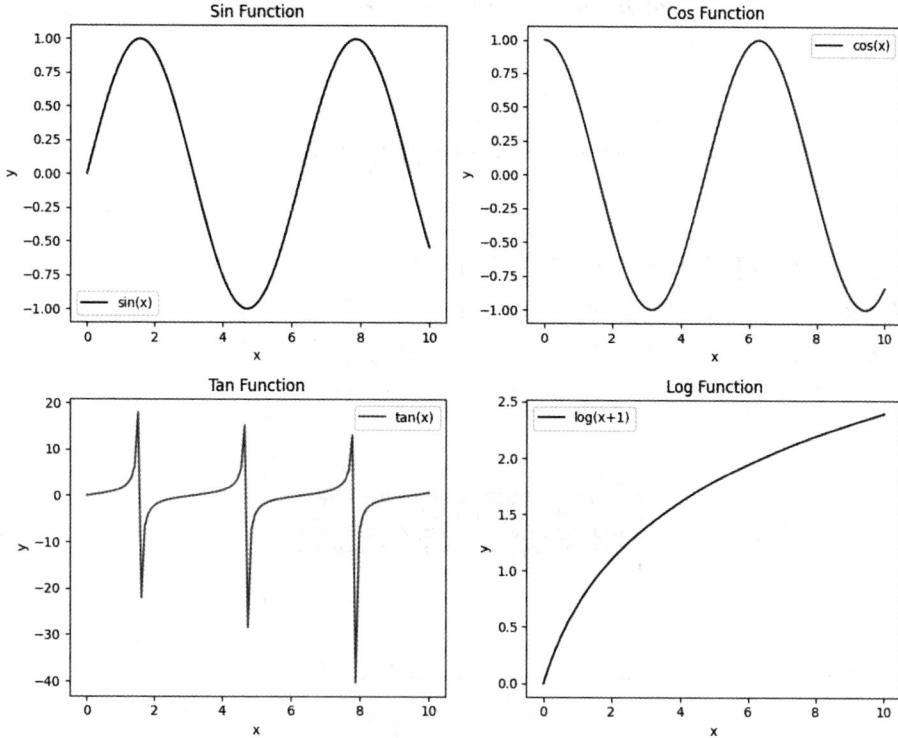

图 5-9　程序输出结果

代码解析：

本实验范例通过创建包含四个子图的画布，展示了不同数学函数的图形绘制。通过对这四个函数图形的比较，可以更直观地理解它们的性质和特点。通过本实验范例，我们学习了如何使用 matplotlib 库创建并定制多个子图，以及如何在同一个画布中绘制多个相关或不相关的数据图形。掌握 matplotlib 库的功能对于学习者而言，在今后的学习、科研、工作中都很有必要，希望学习者继续探索 matplotlib 库更丰富的功能。

实验 6 Python 文件操作

6.1 文件打开和关闭

【实验范例 6.1】文本文件的打开和关闭操作。

实验目的：掌握文本文件的打开、关闭等基本操作。

实验内容：读取一个文本文件（图 6-1）并输出文件内容。

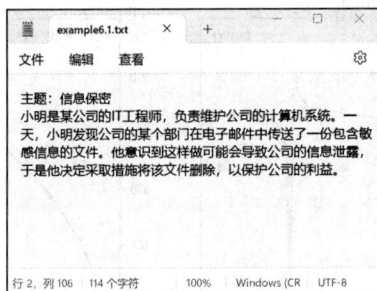

图 6-1 文本文件内容

实验代码：

```
1  # 打开文件，使用 with 语句自动关闭文件
2  with open('d:\\example6.1.txt', 'r',encoding='utf-8') as file:
3      content = file.read()    # 读取文件内容，前面一定加缩进
4      print(content)           # 输出文件内容
```

实验结果：

实验结果如图 6-2 所示。

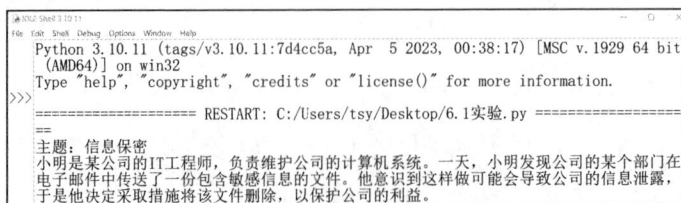

图 6-2 实验范例 6.1 运行结果

代码解析：

（1）使用 open()函数以只读模式（'r'）打开名为 example6.1.txt 的文本文件，打开文

件时指定编码格式为 utf-8。

（2）使用 with 语句确保文件在使用完毕后关闭，不需要手动调用 close()方法。

（3）使用 read()方法读取文件的全部内容，并将结果存储在变量 content 中。

（4）使用 print()函数输出文件的内容。

本范例展示了如何使用 Python 读取文本文件并输出文件内容。通过使用 with 语句，可以确保文件在使用完毕后被正确关闭，从而提高代码的可读性和可维护性。

【实验范例 6.2】二进制文件的打开和关闭操作。

实验目的：掌握二进制文件的打开、关闭等基本操作。

实验内容：读取一个二进制文件（图 6-3）并输出文件内容。

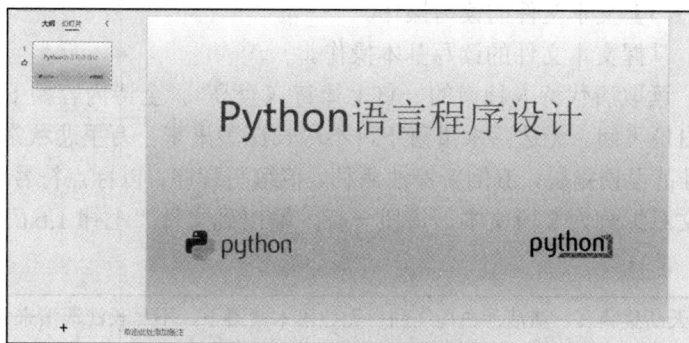

图 6-3 二进制文件内容

实验代码：

```
1  # 打开文件，使用 with 语句自动关闭文件
2  with open('d:\\example6.2.pptx', 'rb') as file:
3      content = file.read()    # 读取文件内容
4      print(content)           # 输出文件内容
```

实验结果：

实验结果如图 6-4 所示。

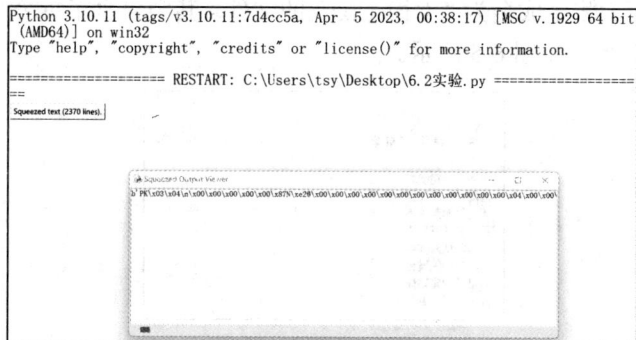

图 6-4 实验范例 6.2 运行结果

代码解析:

(1)使用 open()函数以二进制只读模式（'rb'）打开 example6.2.pptx 的二进制文件。

(2)使用 with 语句来确保文件在使用完毕后被关闭，不需要手动调用 close()方法。

(3)使用 read()方法读取文件的全部内容，并将结果存储在变量 content 中。

(4)使用 print()函数输出文件的内容。

6.2 文件读写操作

【实验范例 6.3】文本文件的读写操作。

实验目的: 掌握文本文件的读写基本操作。

实验内容: 读取唐代诗人杜甫的一首七律诗《登高》。全诗内容如下：风急天高猿啸哀，渚清沙白鸟飞回。无边落木萧萧下，不尽长江滚滚来。万里悲秋常作客，百年多病独登台。艰难苦恨繁霜鬓，潦倒新停浊酒杯。请编写程序，以标点符号（逗号和句号）为分隔符，将文章拆分为 8 段文本，每段一行，输出到文件"七律 1.txt"中。

实验代码:

```
1    s= "风急天高猿啸哀，渚清沙白鸟飞回。无边落木萧萧下，不尽长江滚滚来。万里悲秋常作
2    客，百年多病独登台。艰难苦恨繁霜鬓，潦倒新停浊酒杯。"
3    lines ="" #初始化一个空字符串 lines，用于处理要打印的文本行
4    for i in range (0,len (s),8): #使用 for 循环遍历字符串 s，步长为 8
5        lines += s[i:i+7] + "\n"
6    print(lines)
7    fo= open("d:\\七律 1.txt","w") #打开一个文件，路径为"d:\\七律 1.txt"，模式
8                                  #为"w"（写入模式）
9    fo.write(lines) #将变量 lines 中的内容写入之前打开的文件中
10   fo.close()
```

实验结果:

执行该代码后，将生成名为"七律 1.txt"的文件，其中包含了拆分为 8 段的《登高》诗歌文本，每段一行，如图 6-5 所示。

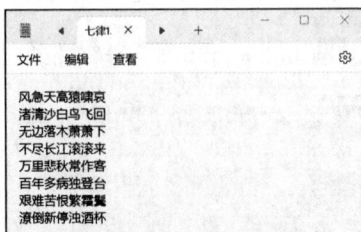

图 6-5　实验范例 6.3 运行结果

【实验范例 6.4】对文本文件进行分析和运算。

实验目的：掌握文件的读写操作、字符串处理、数值计算、排序等。

实验内容：一个班级的成绩以文本文件的形式存放在"分数.txt"中，每行为一个学生的成绩，其中，第 1 列为姓名，第 2 列为平时成绩，第 3 列为期中成绩，第 4 列为期末成绩。要求：读出该文件中所有学生的成绩，并按照"总评成绩=平时成绩×20%+期中成绩×20%+期末成绩×60%"，计算出总评成绩，然后按照总评成绩降序写入文件"排序分数.txt"中。

"分数.txt"中的内容如下：

张三　85 75 78

李四　80 84 82

王五　90 88 85

赵六　70 63 71

实验代码：

```
1    #定义一个函数来计算学生的总分
2    def total(regular,midterm,final):
3        return regular * 0.2 + midterm * 0.2 + final * 0.6
4    #主函数
5    def main():
6    #打开并读取包含学生分数的文本文件
7        with open('d:\\分数.txt','r',encoding="utf-8") as f:
8          content=f.readlines() #读取所有行到列表中
9          i=0
10         for line in content:
11           line_list=line.strip('\n').split() #去除行尾的换行符，并按空格分隔成列表
12           content[i]=line_list #将分隔后的列表重新赋值给 content[i]
13   t=total(int(content[i][1]),int(content[i][2]),int(content[i][3]))
14   #计算总分，并追加到当前行的列表中
15           content[i].append(t) #将总分添加到列表末尾
16           i=i+1
17   content.sort(key=lambda x:x[4],reverse=True)#对学生进行降序排序
18   with open('d:\\排序分数.txt','w')as f:
19       for line_list in content:
20           print(line_list)
21           line =''
22           for i in range(4):#只遍历到第 4 个元素之前
23               line=line+line_list[i]+''#添加空格作为分隔符
24           line=line+'\n'#添加换行符
25   f.write(line)
26   main( )#调用主函数
```

实验结果：

执行该代码后，运行结果如图 6-6 所示。

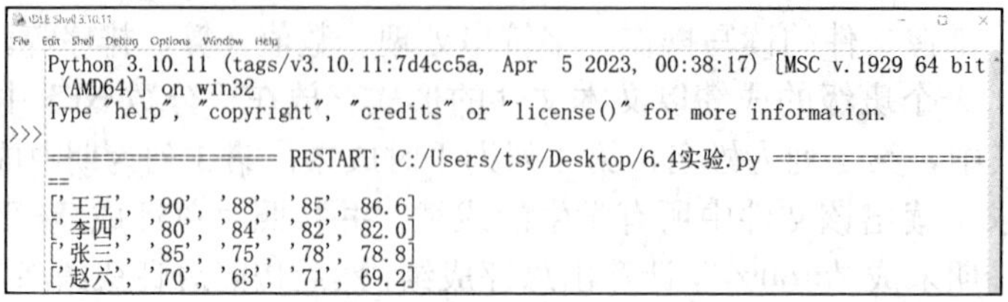

图 6-6 实验范例 6.4 运行结果

代码解析：

读者通过完成上述实验范例，掌握了使用 Python 的文件操作函数来读取和写入文本文件。使用字符串的分割和拼接等操作，提取和处理文本中的各个字段。根据给定的公式，对学生的成绩进行数值计算。使用列表来保存学生姓名和总评成绩，并对列表进行排序。

6.3 CSV 文件处理

【**实验范例 6.5**】对 employees.csv 文件进行操作。

实验目的：掌握 CSV 文件的读写操作。

实验内容：创建两个空文件 employees.csv 和 new_employees.csv，输入医院员工信息。每行代表一名员工的数据，其中包含姓名、年龄和部门。将以上信息录入 new_employees.csv 文件并查看文件内容。

员工信息如下：

Name, Age, Department

张三, 30, 临床部门

李四, 35, 护理部门

王五, 28, 人事部门

实验代码：

```
1   import csv
2   # 该函数用于从 CSV 文件读取数据
3   def read_csv(filename):
4       with open(filename, 'r') as file:
5           reader = csv.reader(file)
6           for row in reader:
7               print(row)
8   #该函数将数据写入文件中
9   def write_csv(filename, data):
10  with open(filename, 'w', newline='') as file:
11      writer = csv.writer(file)
12      for row in data:
13          writer.writerow(row)
```

```
14    # 举例子将数据写入文件
15    data_to_write = [
16        ['Name', 'Age', 'Department'],
17        ['张三', 30, '临床部门'],
18        ['李四', 35, '护理部门'],
19        ['王五', 28, '人事部门']
20    ]
21    # 文件路径
22    read_filename = 'employees.csv'
23    write_filename = 'new_employees.csv'
24    # 从 CSV 文件读取数据
25    print("Data read from csvfile:")
26    read_csv(read_filename)
27    # 将数据写入 CSV 文件
28    write_csv(write_filename, data_to_write)
29    print(f"Data written to {write_filename}")
```

实验结果：

代码执行后，实验结果如图 6-7 所示。

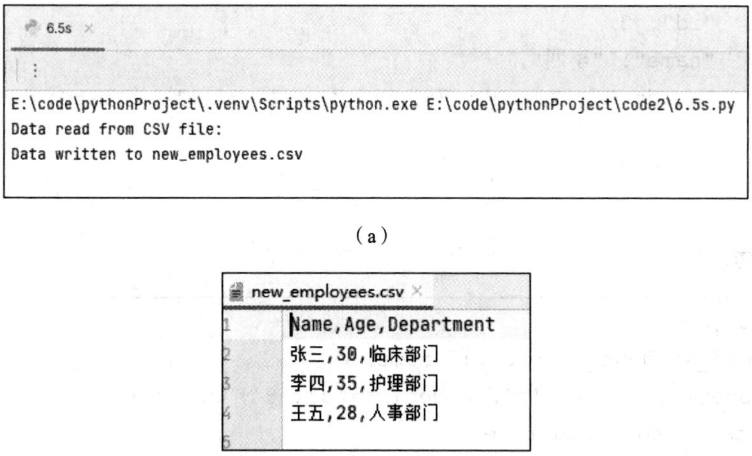

（a）

（b）

图 6-7　实验范例 6.5 运行结果

代码解析：

（1）程序定义了 read_csv() 和 write_csv() 两个函数。其中，read_csv() 函数从 CSV 文件读取数据并打印每一行；write_csv() 函数将数据写入 CSV 文件。

（2）data_to_write() 提供示例数据来演示如何写入 CSV 文件。

（3）程序从现有 CSV 文件 employees.csv 中读取数据并打印。之后，将示例数据写入名为 new_employees.csv 的新 CSV 文件。

6.4　JSON 文件处理

【实验范例 6.6】读取和处理 JSON 文件，包含学生及其成绩信息。

实验目的：掌握 JSON 文件的读写操作。

实验内容：创建 student_grades.json 的学生信息文件，其中包括学生的 ID、名字、数学成绩、历史成绩、英语成绩等信息。每一组数据项为一个学生信息。将学生信息显示在操作台。

student_grades.json 文件的内容如下：

```json
{
    "students": [
        {
            "id": 1,
            "name": "张三",
            "grades": {"math": 95, "history": 88, "english": 92}
        },
        {
            "id": 2,
            "name": "李四",
            "grades": {"math": 78, "history": 85, "english": 90}
        }
    ]
}
```

实验代码：

```python
1    import json
2    def read_student_grades(filename):
3    with open(filename, 'r', encoding='utf-8') as file:
4        data = json.load(file)
5        return data
6    def display_student_info(student):
7      print(f"Student ID: {student['id']}")
8      print(f"Name: {student['name']}")
9      print("Grades:")
10     for subject, grade in student['grades'].items():
11         print(f" {subject}: {grade}")
12   #文件路径
```

```
13  json_filename = 'student_grades.json'
14  # 从 JSON 文件读取数据
15  student_data = read_student_grades(json_filename)
16  # 处理和展示学生信息
17  for student in student_data['students']:
18      display_student_info(student)
19      print("\n")
```

实验结果：

实验结果如图 6-8 所示。

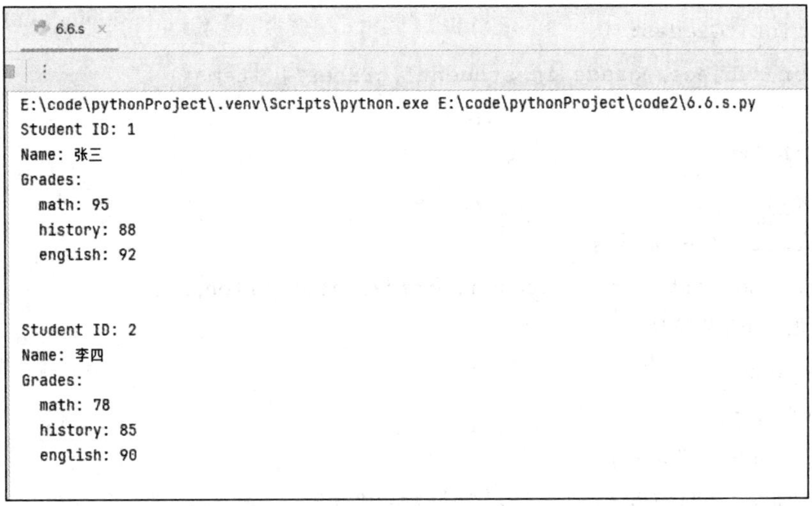

图 6-8　实验范例 6.6 运行结果

代码解析：

（1）该程序从 student_grades.json 文件中读取学生成绩。

（2）该程序定义了一个函数 display_student_info()来打印每个学生的详细信息，包括学生的 ID、姓名和不同科目的成绩。

（3）程序会迭代显示学生的数据。

【实验范例 6.7】添加新学生及其成绩，然后将此信息写入 JSON 文件。

实验目的：掌握 JSON 文件的读写操作。

实验内容：创建 student_grades.json 文件，将学生信息包括学生的 ID、名字、数学成绩、历史成绩、英语成绩等信息写入 student_grades.json 文件。

实验代码：

```
1  import json
2  def read_student_grades(filename):
3      with open(filename, 'r',encoding='utf-8') as file:
4          data = json.load(file)
```

```
5          return data
6   def write_student_grades(filename, data):
7       with open(filename, 'w') as file:
8           json.dump(data, file, indent=2)
9   def add_new_student(data, new_student):
10      data['students'].append(new_student)
11  def display_student_info(student):
12    print(f"Student ID: {student['id']}")
13    print(f"Name: {student['name']}")
14    print("Grades:")
15    for subject, grade in student['grades'].items():
16        print(f" {subject}: {grade}")
17  # 文件路径
18  json_filename = 'student_grades.json'
19  # 从 JSON 文件读取数据
20  existing_data = read_student_grades(json_filename)
21  #增加一个学生信息
22  new_student = {
23      "id": 3,
24      "name": "Charlie",
25      "grades": {"math": 88, "history": 95, "english": 92}
26  }
27  add_new_student(existing_data, new_student)
28  # 更新数据写入文件中
29  write_student_grades(json_filename, existing_data)
30  # 读取并展示更新数据
31  updated_data = read_student_grades(json_filename)
32  for student in updated_data['students']:
33      display_student_info(student)
34      print("\n")
```

实验结果：

实验结果如图 6-9 所示。

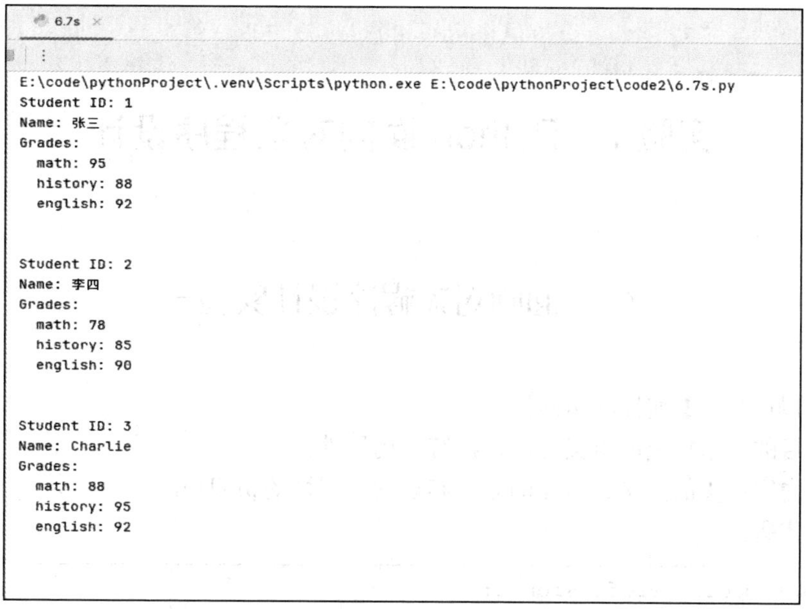

图 6-9 实验范例 6.7 运行结果

代码解析：

（1）该程序从 student_grades.json 文件中读取现有的学生成绩。

（2）add_new_student 定义了一个将新的学生信息添加到数据中的函数。添加一个有成绩的学生信息，并将更新的数据写回 JSON 文件，然后程序读取并显示更新的数据，包括新添加的学生信息。

实验 7　Python 面向对象程序设计

7.1　面向对象程序设计实验一

【实验范例 7.1】属性的访问控制。

实验目的：掌握类的定义方法，熟练使用属性。

实验内容：类的定义、对象的创建和访问、属性的访问控制。

实验代码：

```
1   class MedicalProfessional:
2       name = "医学专业人员"
3       salary = 3500
4   # 创建医学专业人员对象
5   medical_professional = MedicalProfessional()
6   # 访问属性
7   print(medical_professional.name)
8   print(medical_professional.salary)
```

实验结果：

```
医学专业人员
3500
```

代码解析：

上述代码定义了一个名为 MedicalProfessional 的类，该类具有 name 和 salary 两个属性，分别表示医学专业人员的姓名和工资。默认值分别为"医学专业人员"和 3500。然后，通过该类创建了一个对象 medical_professional。对象是类的实例，即一个具体的医学专业人员实体。最后，通过 print()语句访问了对象的属性，打印出医学专业人员的姓名和工资。

注意：这里的属性值是类属性，即类的所有实例共享相同的属性值。如果需要实例特定的属性值，应该在构造方法__init__中进行初始化。在这个例子中，直接使用了类属性作为演示。

【实验范例 7.2】方法的访问控制。

实验目的：掌握类的定义方法，熟练使用属性和方法。

实验内容：类的定义、对象的创建和访问、属性和方法的访问控制。

实验代码：

```
1   class MedicalProfessional:
2       name = "医学专业人员"
3       salary = 3500
4       def get_name(self):
5           return self.name
6       def get_salary(self):
7           return self.salary
8   # 创建医学专业人员对象
9   medical_professional = MedicalProfessional()
10  # 调用方法
11  print(medical_professional.get_name())
12  print(medical_professional.get_salary())
```

实验结果：

```
医学专业人员
3500
```

代码解析：

上述代码定义了一个名为 MedicalProfessional 的类，该类包含了 name 和 salary 两个属性，分别表示医学专业人员的姓名和工资，以及 get_name 和 get_salary 两个方法。

（1）类属性。

name：表示医学专业人员的姓名，默认值为"医学专业人员"。

salary：表示医学专业人员的工资，默认值为 3500。

（2）方法。

get_name(self)：返回医学专业人员的姓名。

get_salary(self)：返回医学专业人员的工资。

（3）创建对象：通过 MedicalProfessional() 创建了一个医学专业人员的对象 medical_professional。

（4）调用方法：使用 medical_professional.get_name() 调用了对象的 get_name() 方法，返回医学专业人员的姓名，并通过 print() 语句打印。使用 medical_professional.get_salary() 调用了对象的 get_salary() 方法，返回医学专业人员的工资，并通过 print() 语句打印。这样的设计允许通过方法获取对象的属性值，这样的封装性使得属性不直接暴露，而是通过方法来访问，更好地控制了属性的访问。

【实验范例 7.3】构造方法的应用。

实验目的：掌握构造方法的概念。

实验内容：构造方法 __init__(self) 创建对象时被调用，用于执行属性初始化等任务。如果用户未显式定义构造方法，系统将会使用默认的构造方法。

实验代码：

```
1   class MedicalProfessional:
2     def __init__(self, name, specialty):
3         self.name = name
4         self.specialty = specialty
5         print(f"{self.name}, {self.specialty}专业人员已创建。")
6   # 创建医学专业人员对象
7   doctor = MedicalProfessional(name="张医生", specialty="心脏外科")
```

实验结果：

张医生，心脏外科专业人员已创建。

代码解析：

这段代码定义了一个名为 MedicalProfessional 的类，代表医学专业人员。

（1）class MedicalProfessional：定义了一个类，类名为 MedicalProfessional。

（2）def__init__(self, name, specialty)：定义了一个特殊方法__init__，称为构造方法。这个方法在创建对象时被调用，用于执行初始化操作，为对象的属性赋初值。构造方法的参数包括 self（代表对象本身）、name（姓名）和 specialty（专业）。

（3）self.name = name：将构造方法中传入的 name 参数赋值给对象的 name 属性。

（4）self.specialty = specialty：将构造方法中传入的 specialty 参数赋值给对象的 specialty 属性。

（5）print(f"{self.name}，{self.specialty}专业人员已创建。")：打印一条信息，表示医学专业人员对象已经创建。这里使用了 f-string 格式化字符串，将 name 和 specialty 属性的值插入字符串中。

（6）doctor = MedicalProfessional(name="张医生", specialty="心脏外科")：创建一个名为 doctor 的医学专业人员对象，通过调用 MedicalProfessional 类的构造方法进行初始化。传入的姓名为 "张医生"，专业为"心脏外科"。

综上所述，这段代码定义了一个类 MedicalProfessional，用于表示医学专业人员。通过构造方法__init__，可以创建医学专业人员对象，并初始化其姓名和专业属性。在实例化对象时，会打印一条表示对象已创建的信息。这是一个简单的类定义和对象创建的例子。

【实验范例 7.4】创建多个类。

实验目的：熟练掌握类的创建和构造方法的使用，了解类的方法的设计和调用，理解多个类之间的关系及其在实际场景中的应用。

实验内容：设计一个医学综合案例，包括 MedicalProfessional（医学专业人员）、Patient（患者）和 Appointment（预约）三个类。

（1）在 MedicalProfessional 类中，实现构造方法用于初始化医生的姓名和专业。

（2）在 MedicalProfessional 类中，实现一个 introduce()方法用于打印医生的介绍信息。

（3）在 Patient 类中，实现构造方法用于初始化患者的姓名和年龄。

（4）在 Patient 类中，实现 describe()方法用于打印患者的描述信息。

（5）在 Appointment 类中，实现构造方法用于初始化预约的医生、患者和日期。

（6）在 Appointment 类中，实现 schedule_appointment()方法用于打印预约信息。

（7）创建医生、患者和预约的对象，并调用各自的方法展示类的使用场景。

（8）分析多个类之间的关系，理解类的构造方法在对象初始化中的作用。

实验代码：

```
1   class MedicalProfessional:
2       def __init__(self, name, specialty):
3           self.name = name
4           self.specialty = specialty
5       def introduce(self):
6           print(f"{self.name}，{self.specialty}专业人员。")
7   class Patient:
8       def __init__(self, name, age):
9           self.name = name
10          self.age = age
11      def describe(self):
12          print(f"患者 {self.name}，年龄 {self.age}。")
13  class Appointment:
14      def __init__(self, doctor, patient, date):
15          self.doctor = doctor
16          self.patient = patient
17          self.date = date
18  def schedule_appointment(self):
19          print(f"预约信息：{self.patient.name}预约了{self.doctor.name}，
20  预约日期：{self.date}。")
21  # 创建医生对象
22  doctor_smith = MedicalProfessional(name="Dr. Smith", specialty="Cardiologist")
23  # 创建患者对象
24  patient_john = Patient(name="John", age=35)
25  # 创建预约对象
26  appointment1 = Appointment(doctor=doctor_smith, patient=patient_john,
27  date="2024-02-15")
28  # 调用对象方法
29  doctor_smith.introduce()
30  patient_john.describe()
31  appointment1.schedule_appointment()
```

实验结果：

Dr.Smith, Cardiologist 专业人员。
患者 John，年龄 35。
预约信息：John 预约了 Dr.Smith，预约日期：2024-02-15。

代码解析：

（1）类定义：使用 class 关键字定义了一个名为 MedicalProfessional 的类。

（2）构造方法：__init__方法是一个特殊的构造方法，用于在创建对象时进行初始化。在这个例子中，构造方法接收两个参数 name 和 specialty，并将它们分别赋值给对象的属性 self.name 和 self.specialty。

（3）属性：self.name 和 self.specialty 是类的属性，它们保存在每个对象中，用于存储对象的状态。

（4）打印信息：在构造方法中，使用 print()语句打印一条信息，表示医学专业人员已成功创建。这是一个简单的初始化消息，用于说明对象创建的时机。

（5）对象创建：通过类创建了一个名为 doctor 的医学专业人员对象，传递了姓名和专业作为参数。

（6）构造方法调用：在对象创建时，构造方法__init__被自动调用，执行了初始化操作，并输出医学专业人员已创建的信息。

总体来说，本实验范例展示了一个医学专业人员类的基本结构，包括类的定义、构造方法的使用以及对象的创建。在实际应用中，这样的类可以进一步扩展以包含更多的属性和方法，以模拟真实的医学系统。

7.2 面向对象程序设计实验二

【实验范例 7.5】封装和访问控制。

实验目的： 理解封装的概念，学会如何通过访问控制保护类的属性；掌握如何使用私有属性和方法，以及如何通过公有方法实现对私有属性的安全访问和修改。

实验内容： 设计一个名为 MedicalRecord 的医学类，该类用于记录患者的医学信息。

（1）包含构造方法__init__，接收患者姓名和初始诊断作为参数，并初始化私有属性。

（2）包含私有属性__diagnosis，表示患者的医学诊断。

（3）包含公有方法 get_diagnosis，用于获取患者的诊断信息。

（4）包含公有方法 update_diagnosis，接收新的诊断信息作为参数，用于更新患者的诊断。

（5）在构造方法中打印一条消息，指示医学记录对象已成功创建。

实验代码：

```
1  class MedicalRecord:
2      def __init__(self, patient_name, initial_diagnosis):
3          self.__patient_name = patient_name
4          self.__diagnosis = initial_diagnosis
5          print(f"医学记录对象已成功创建。")
```

```
6        def get_diagnosis(self):
7            return f"{self.__patient_name}的诊断信息：{self.__diagnosis}"
8        def update_diagnosis(self, new_diagnosis):
9            self.__diagnosis = new_diagnosis
10           print(f"{self.__patient_name}的诊断信息已更新为：{self.__diagnosis}")
11   # 创建医学记录对象
12   medical_record = MedicalRecord(patient_name="王小明", initial_diagnosis="感冒")
13   # 调用方法
14   print(medical_record.get_diagnosis())
15   medical_record.update_diagnosis("流感")
16   print(medical_record.get_diagnosis())
```

实验结果：

医学记录对象已成功创建。
王小明的诊断信息：感冒
王小明的诊断信息已更新为：流感
王小明的诊断信息：流感

代码解析：

（1）构造方法：__init__()方法接收患者姓名和初始诊断作为参数，并初始化私有属性__patient_name 和__diagnosis。在构造方法中打印一条消息，指示医学记录对象已成功创建。

（2）私有属性：__diagnosis 是一个私有属性，使用双下划线进行了封装，不能直接从外部访问。

（3）公有方法 get_diagnosis：用于获取患者的诊断信息，通过这个方法可以安全地获取私有属性的值。

（4）公有方法 update_diagnosis：接收新的诊断信息作为参数，用于更新患者的诊断。同样，通过这个公有方法，实现了对私有属性的安全修改。

本实验范例演示了如何使用封装和访问控制，通过私有属性和公有方法来保护和操作类的属性。

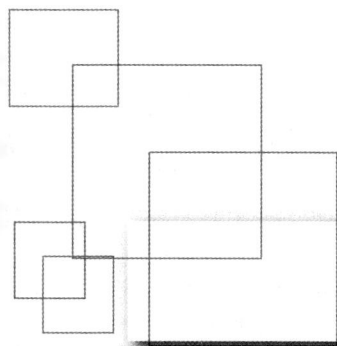
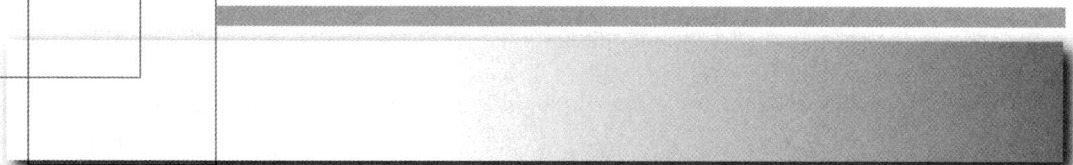

习 题 篇

总复习题一

一、单项选择题

1. 下面叙述中，正确的是（　　）。
   - A．Python 不是解释执行的语言
   - B．Python 程序以交互模式运行时执行速度更快
   - C．Python 2.x 与 Python 3.x 兼容
   - D．Python 语言具有其他高级语言的一切优点

2. 下面叙述中，正确的是（　　）。
   - A．Python 程序每行只能写一条语句
   - B．Python 语句可以从一行的任意一列开始
   - C．在执行一个 Python 程序的过程中，解释器可以发现注释中的拼写错误
   - D．Python 程序同一代码块的语句不要求对齐

3. Python 标识单行注释的符号是（　　）。
   - A．%　　　　　　B．&　　　　　　C．#　　　　　　D．*

4. IPO 程序编写方法中的三部分，不包括（　　）。
   - A．输入　　　　B．处理　　　　C．输出　　　　D．计算

5. 下面选项中，不属于 Python 特性的是（　　）。
   - A．简单易学　　　　　　　　B．开源的、免费的
   - C．属于低级语言　　　　　　D．高可移植性

6. Python 程序文件的扩展名为（　　）。
   - A．.python　　　B．.py　　　　C．.pyc　　　　D．.js

7. 关于 Python 语言的特点，下列描述错误的是（　　）。
   - A．Python 语言是脚本语言　　　B．Python 语言是非开源语言
   - C．Python 语言是跨平台语言　　D．Python 语言是解释型语言

8. 以下关于 Python 语言的描述，错误的是（　　）。
   - A．Python 是一种解释型语言
   - B．Python 是一种面向对象的语言
   - C．Python 可以直接运行.py 文件
   - D．Python 代码需要编译才能运行

9. Python 语言在类别上属于（　　）。
   - A．机器语言　　B．汇编语言　　C．低级语言　　D．高级语言

10. 下列选项中，不属于 Python 语言特点的是（　　）。

    A．免费与开源　B．可移植性　　C．运行效率高　D．面向对象

11．下列方式中，（　　）可以启动 Python 解释器。

    A．在命令行中输入 python　　　　B．双击 Python 脚本文件

    C．在 IDLE 中打开 Python 脚本　　D．以上均可以

12．Python 解释器的工作原理是（　　）。

    A．逐行解释并执行 Python 代码

    B．将 Python 代码编译成机器码

    C．将 Python 代码转换为中间代码

    D．以上都不是

13．Python 解释器的输入通常是（　　）。

    A．Python 脚本文件　　　　　　　B．Python 代码片段

    C．命令行指令　　　　　　　　　　D．以上都可以

14．Python 解释器的输出通常是（　　）。

    A．执行结果　　B．错误消息　　C．提示信息　　D．以上都可以

15．下列选项中，（　　）是 Python 解释器的特点。

    A．它是用 C 语言实现的　　　　　B．它是 Python 的官方解释器

    C．它的执行速度比其他解释器快　D．以上都是

16．在 Python 的 IDLE 中，语法呈高亮显示。默认设置下，关键字显示为（　　）。

    A．红色　　　　　　B．紫色　　　　　　C．橘红色　　　　　D．绿色

17．以下关于代码注释的说法，错误的是（　　）。

    A．单行注释以#开头，可以注释一行或多行代码

    B．多行注释以"""开头和结尾，可以注释多行代码

    C．函数、类、模块等的解释说明应该使用多行注释

    D．注释的内容会被 Python 解释器执行

18．以下关于空行的使用方法，不正确的是（　　）。

    A．函数内部的代码块之间可以使用空行进行分隔

    B．类定义的属性和方法之间应该使用空行分隔

    C．空行可以出现在代码中的任何位置，不会影响程序的执行

    D．为了节约空间，应该尽量减少空行的使用

19．以下关于缩进的说法，正确的是（　　）。

    A．缩进可以使用空格或制表符，但混合使用也是允许的

    B．缩进的空格数是固定的，不能随意更改

    C．函数定义、条件语句、循环语句等需要使用缩进

    D．缩进是为了让代码更加美观，对程序的执行没有影响

20．下列选项中，不属于面向对象程序设计语言的是（　　）。

    A．C　　　　　　B．Java　　　　　C．C++　　　　　D．Python

21．Python 在智能医学领域的应用包括（　　）。

    A．数据分析　　　　　　　　　　　B．图像处理

C．自然语言处理 D．以上都是

22．Python 内置的集成开发工具是（　　）。

A．IDE B．IDLE C．PyDev D．PyCharm

23．PyCharm 中的调试器可以帮助用户（　　）。

A．查看变量的值 B．单步执行代码

C．设置断点 D．以上都可以

24．Anaconda 是（　　）。

A．一种编程语言 B．一个数据分析环境

C．一个 Python 发行版 D．一个机器学习库

25．Anaconda 的组件包含（　　）。

A．Python 和一些常用的库

B．Jupyter Notebook 和一些数据分析工具

C．以上都是

D．以上都不是

二、判断题

1．Python 是一种静态类型语言。 （　　）

2．Python 的注释以#符号开始。 （　　）

3．Python 不区分大小写。 （　　）

4．Python 是一种编译型语言。 （　　）

5．PyCharm 是一款免费的 Python 集成开发环境。 （　　）

6．Python 解释器只能在 Windows 系统上运行。 （　　）

7．IDLE 提供了代码补全和语法高亮功能。 （　　）

8．Python 具有丰富的第三方库和框架，支持快速开发。 （　　）

9．Python 可以与其他编程语言（如 C/C++）集成使用。 （　　）

10．Python 在人工智能和机器学习领域的应用非常广泛。 （　　）

三、程序填空题

1．请完成以下代码，使其能够打印输出"Hello, World!"。

_____①_____("Hello, World!")

2．请完成以下代码，使其能够打印输出数字 5。

_____①_____(5)

四、编程题

字符串的拼接：用户通过键盘输入字符串 A 和 B 后，把它们组合输出。（例如：输入"我爱你　中国"，输出"我爱你中国"。）

总复习题一答案

总复习题二

一、单项选择题

1. 下列选项中，不是 Python 语言关键字的是（　　）。
   A．do　　　　　　B．while　　　　C．pass　　　　D．True

2. 表达式 len("白日依山尽，黄河入海流。")>len("Hello world!")的结果是（　　）。
   A．0　　　　　　B．False　　　　C．1　　　　　D．True

3. s = "0123456789"，下列选项中，表示"01234"的是（　　）。
   A．s[0:5]　　　B．s[-10:-5]　　C．s[1:5]　　　D．s[0:3]

4. 要使字符串 '12345'变为'1,2,3,4,5'，可以使用的表达式是（　　）。
   A．表达式>>>",".join('12345')　　　B．表达式>>>",".join('1,2,3,4,5')
   C．表达式>>>",".join(['12345'])　　D．表达式>>>",".join([12345])

5. 表达式 5+3%6*3//7 的值是（　　）。
   A．4　　　　　B．6　　　　　C．5　　　　　D．7

6. 关于 Python 字符串的操作方法，index(str)函数的功能描述正确的是（　　）。
   A．检测字符串中是否全是空白字符，并至少有一个字符
   B．检测字符串中是否是首字母大写的
   C．检测字符串中是否包含子字符串 str，可指定范围
   D．检测字符串中是否全是字母和数字，并至少有一个字符

7. 运行以下代码，输出的结果是（　　）。

```
>>>means=['Thank','You']
>>>print(len(means))
```

   A．4　　　　　B．6　　　　　C．5　　　　　D．2

8. 执行以下代码，输出的结果是（　　）。

```
d={1:'monkey',2:'panda',3:'bird',4:'fish'}
d[5]='sheep'
del d[3]
d[3]='dog'
print(d)
```

   A．{1:'monkey,2:panda,4:Tish',5:'sheep',3:'cat}
   B．{1:'monkey',2:'panda',4:fish',5:sheep',3:'dog'}
   C．{1:'monkey,2:'panda',3:'dog,5:'sheep',4:'duck}

D. {1:'monkey,2:panda',3:cat',5:'sheep',4:'duck}

9. tp=(3,6,9,11)，以下操作正确的是（　　）。

　　A. tp(3)=12　　B. x=tp(2)　　C. tp[3]=12　　D. x=tp[2]

10. 表达式 tuple(list('Python'))的运算结果是（　　）。

　　A. ['Python']　　　　　　　B. ('P','y','t', 'h','o','n')

　　C. ['P','y','t', 'h','o', 'n]　　　　D. ('Python')

11. 下列程序空白处填入（　　），输出结果为['a','A',9,'a']。

```
ls1=['a','A','a',9,'a']

_____

print(ls1)
```

　　A. del ls1('a')　　B. ls1.pop(2)　　C. ls1.clear()　　D. ls1.remove('a')

12. 执行以下代码，输出结果是（　　）。

```
ls =[1,2,[3,4],[5,6]]
print(ls[2][1])
```

　　A. 4　　　　B. 6　　　　C. 5　　　　D. 2

13. 给定字典 d，下列对 x in d 的描述中，正确的是（　　）。

　　A. 判断 x 是否是字典 d 中的键

　　B. x 是一个二元元组，判断 x 是否是字典 d 中的键值对

　　C. 判断 x 是否是字典 d 中的值

　　D. 判断 x 是否是在字典 d 中以键或值方式存在

14. 执行下列程序，运行结果是（　　）。

```
str1='0123456789'
str2=str1[1:9:2]
print(str2)
```

　　A. 1357　　　　B. 024　　　　C. 13579　　　　D. 0246

15. 小明用元组 a 存储小组同学的身高，a=(136.0,135.0,142.0,140.0)，则 min(a)的值是（　　）。

　　A. 136.0　　　　B. 135.0　　　　C. 142.0　　　　D. 140.0

16. 下列语句运行后，输出结果为 2024 的是（　　）。

　　A. print("20"+"24")　　　　B. print(20+24)

　　C. print("2024"in"2024")　　D. s="你好 2024"

　　　　　　　　　　　　　　print(s[3:4])

17. 已知元组 tup2=(1,14,51,4,19,198,10)，下列说法错误的是（　　）。

　　A. print(tup2[1:-1])可以截取元组的一部分，输出的结果为(14,51,4,19,198,10)

　　B. print(tup2[3:])可以截取元组的一部分，输出的结果为(4,19,198,10)

　　C. print(tup2[3:6])可以截取元组的一部分，输出的结果为(4,19,198)

D．print(tup2[5])可以访问元组的第六个元素，输出的结果为 198

18．下列说法中，错误的是（　　）。

A．len()方法可以返回列表的元素个数

B．假设 list2 列表有 10 个元素，则 list2[2]可以读取 list2 列表中的第 3 个元素

C．列表的大小是固定的，不可以改变

D．列表的数据项不需要具有相同的类型

19．有以下三个词组的列表：

```
game name=['一只蜗牛','一只猫','一只兔子','孩子们','运动员们','一朵云']
game_where=['在伞底下','在沙滩上','在沙发上','在石头上','在天空中','在公园里']
game_what=['搭了个窝','在慢慢爬','玩滑梯','打排球','正在睡觉','遮住太阳']
```

如果想让输出结果是"一只兔子在公园里搭了个窝"，以下代码正确的是（　　）。

A．print(game_name[-4]+game_where[-1]+game_what[0])

B．print(game_name[2]+game_where[6]+game_what[0])

C．print(game_name[3]+game_where[6]+game_what[1])

D．print(game_name[-4]+game_where[5]+game_what[1])

20．score={'跳绳':85,'跳远':99,'跑步':92}。下列代码中，（　　）可以将跳绳的 85 修改成 95。

A．score['跳绳']=95 　　　　　B．score=95

C．score[0]=95 　　　　　D．score['0']=95

21．对于字典 infor ={"name":"tom","age":13,"sex":"male"}，删除"age":13 键值对的操作正确的是（　　）。

A．del infor['age'] 　　　　　B．del infor["age":13]

C．del infor 　　　　　D．infor.clear()

22．用 Python 语句编程：已知长方形的长和宽分别为 5 和 4，求长方形的周长，正确的是（　　）。

A.
```
a=4
b=5
c=2*a+2*b
print(c)
```

B.
```
a=4
b=5
c=2*a+b
print(c)
```

C.
```
a=4
b=5
c=a*b
print(c)
```

D.
```
a=4
b=5
c=a+b*2
print(c)
```

23. 执行下列代码，输出结果是（   ）。

```
list1 = ['A','&','A',8,'A']
list1.remove('A')
print(list1)
```

A. ['A','&', 'A', 8]   B. ['&', 'A', 8,'A']

C. ['&', 8]   D. ['A','&', 8,'A']

24. 执行下列语句，输出结果是（   ）。

```
>>>list1= ['b','c',1,2,3,4,5]
>>>list1.append('a')
>>>list1
```

A. ['b','c',1, 2, 3, 4, 5,'a']   B. 无任何输出

C. b   D. ['b','c',1,2,3,4,5]

25. 已知 t=(88,77,95,64,85)，那么 t[1:3]的结果是（   ）。

A. [88,77]   B. (88,77)   C. (77,95)   D. [77,95]

二、判断题

1. 字典 dic={'Name':'Runoob','Age':7,'Class':'First'}，len(dic)的结果是 6。   （   ）

2. 字典中的键是唯一的，不能重复。值对应于键，值是可以重复的。   （   ）

3. len('See You')的结果是 7 个，因为两个单词间的空格也算一个字符。   （   ）

4. 列表和元组都可以作为字典的键。   （   ）

5. 元组是不可变的序列，这里的不可变包括不能对元组对象进行元素增加、元素删除，但修改元素位置是可以的。   （   ）

6. 若 s="人脸识别可以识别人脸信息"，则执行 s.replace("人脸","图像")语句后，s 的值为"图像识别可以识别图像信息"。   （   ）

7. (127,3.56,'1&5#!^*2','4.(.$0..6')是一个合法的元组。   （   ）

8. 字典的元素可以通过键来访问，也可以通过索引（下标）来访问。   （   ）

9. 在 Python 中，可以通过索引来访问列表、字符串等序列，也可以通过索引对列表中的元素和字符串中的字符进行修改。例如：a='python',a[0]='P'，字符串 a 将被修改为"Python"。   （   ）

10. clear()方法可以移除列表中第一次出现的某元素。   （   ）

11. 执行如下代码：

```
words ="123abc"
slice1=words[-1::-1]
print(slice1)
```

运行结果为："cba321"。   （   ）

12. 元组中的元素值是不允许删除的，但可以使用 del 语句来删除整个元组。

                            （ ）

13. 字典中的元素称为键值对，包括一个键和一个值，键和值中间用逗号隔开。

                            （ ）

14. 下列程序的输出结果是('A','p','p','l','e')。

```
vowels=('a','p','p','l','e')
vowels[0]='A'print(vowels)
```

                            （ ）

15. 若 s="春眠不觉晓，处处闻啼鸟。"，则 s[2:4]的值是'不觉'。   （ ）

16. 元组是可变的，可以通过下标索引访问元素。   （ ）

17. "好好学习"+"天天向上"的输出结果是"好好学习""天天向上"。 （ ）

18. count()方法用于统计某个元素在列表中出现的次数。   （ ）

19. 元组的定义方法与列表完全相同。   （ ）

20. 字符串中的元素是通过索引来定位的，其中，第一个元素的索引是 0。 （ ）

21. 字典中的键必须是唯一的，必须是不可变数据类型，如字符串、数字或列表。

                            （ ）

22. 表达式"abc"in["abcdef"]的值为 True。   （ ）

23. 'red' in ('yellow','red','purple')的结果为 True。   （ ）

24. 运行下列代码后，list1 的值为['a',1,2,3,7]。   （ ）

```
list1=[1,3,'a',2,7]
list1.sort()
```

25. 字典虽然不能利用下标访问元素，但可以排序。   （ ）

三、程序填空题

1. 某航空公司对于托运行李有尺寸要求，必须满足以下条件：每件托运行李的长、宽、高三边之和应大于或等于 60cm，且小于或等于 203cm。（注意：只是三边，不考虑立方体的整个周长，相当于只求长、宽、高三个数字的和。例如，长、宽、高分别为 20、30、40，则之和为 90。）编写一个重复执行的程序，要求如下：

（1）用户一次性输入三个数字，分别代表行李的长、宽、高（单位：cm），三个数字直接用英文的逗号隔开，如 23,45,67。

（2）程序自动将输入的长宽高转换为列表或者元组。

程序需要判断用户输入的托运行李尺寸是否满足此航空公司的要求。

（3）如果满足要求，就输出"可以托运"。如果不满足要求，就输出"不可以托运"。

（4）重复以上操作，次数不限。

```
while True:
a=eval(input('请输入长宽高(cm):'))
sum=sum(a)
```

```
if(_____①_____)and(_____②_____):
    print('可以托运')
else:
    print('不可以托运')
```

2. 以下程序要求输入姓名、年龄后，自动输出两行结果。例如：

输入：

李华 30

输出：

姓名,年龄

李华,30

请填空。

```
sinfo=input()
_____①_____
print("姓名,年龄")
for _____②_____
    sname=strname[:-2]
    _____③_____
print("{},{}".format(sname,sage))
```

四、编程题

数学课代表将同学们的数学成绩存放在列表 s1 中，s1=[99,92,87,90,100,95]，如果按照成绩由低到高输出，请编写程序实现。

总复习题二答案

总复习题三

一、单项选择题

1. 以下代码段的输出结果是（　　）。

```
if 0:
    print("hello")
```

    A. False   B. Hello
    C. 没有任何输出   D. 语法错误

2. 以下关于分支结构的描述中，错误的是（　　）。
    A. 双分支结构有一种紧凑形式，使用保留字 if 和 elif 实现
    B. if 语句中，条件部分可以使用任何能够产生 True 和 False 的语句或函数
    C. if 语句中，语句块执行与否依赖于条件判断
    D. 多分支结构用于设置多个判断条件及对应的多条执行路径

3. 从键盘输入数字 5，以下代码段的输出结果是（　　）。

```
n = eval(input("请输入一个整数:"))
s = 0
if n >= 5:
    n -= 1
    s = 4
if n < 5:
    n -= 1
    s = 3
print(s)
```

    A. 3   B. 4   C. 0   D. 2

4. 以下关于 Python 分支的描述中，错误的是（　　）。
    A. Python 分支结构使用保留字 if-elif 和 else 来实现，每个 if 后面必须有 elif 或 else
    B. 缩进是 Python 分支语句的语法部分，缩进不正确会影响分支功能
    C. if-else 分支结构里还可以再包括分支，即分支是可以嵌套的
    D. if 语句会判断 if 后面的逻辑表达式。当表达式为 True 时，执行 if 后的语句块

5. 在 Python 中，使用 for-in 构成的循环不能遍历的类型是（　　）。
    A. 字典   B. 列表   C. 浮点数   D. 字符串

6. 以下代码段的输出结果是（　　）。

```
for i in [1,0]:
    print(i+1)
```

A. 第一行输出 2，第二行输出 1   B. [2,1]

C. 2   D. 0

7. 下列选项中，错误的是（   ）。

A. s='a' or 'b'是合法的，结果是'a'   B. s='a' and 'b'是合法的，结果是'b'

C. 11<=22<33 结果是 False   D. 33>=22>11 结果是 True

8. 以下代码段的输出结果是（   ）。

```
for i in range(3):
    print (2,end=",")
```

A. 2,2,2   B. 2,2,2,   C. 2 2 2   D. 2 2 2,

9. 以下代码段会输出"1,2,3"三个数字的是（   ）。

A.   B.

```
for i in range(3):
    print (2,end=",")
```

```
for i in range(1,3):
    print(i)
```

C.   D.

```
i=1
while i<3:
    print(i)
    i+=1
```

```
a1 = [0,1,2]
for i in a1:
    print(i+1)
```

10. 以下代码段的输出结果是（   ）。

```
for char in "mypython":
if char=='y'or char=='t':
    continue
print(char,end=' ')
```

A. mphon   B. mypython   C. mpthon   D. mypyhon

11. 以下代码段的输出结果是（   ）。

```
i=s=0
while i<=10:
    s+=i
    i+=1
print(s)
```

A. 0   B. 55   C. 10   D. 以上结果都不对

12. 以下代码段的输出结果是（   ）。

```
m=5
```

```
while m==m:
    print ('m')
```

A. 输出 1 次 m   B. 输出 1 次 5
C. 输出 5 次 m   D. 无限次输出 m，直到终止程序

13. 以下关于循环结构的描述中，错误的是（　　）。
    A. while 循环使用 break 关键字能够跳出所在层循环体
    B. while 循环可以使用关键字 break 和 continue
    C. while 循环也称遍历循环，用来提取列类型中的每个元素，并执行一次循环体
    D. while 循环的 pass 语句不做任何事情，一般用作占位语句

14. 在下面的代码段中，while 循环执行的次数为（　　）。

```
k=1000
while k>1:
    print(k)
    k=k/2
```

A. 9   B. 10   C. 11   D. 100

15. 下列代码段中，（　　）会无限循环下去。

    A.

```
s=0
for a in range(10):
    s+=a
```

    B.

```
while True:
    break
```

    C.

```
i=1
while i<10:
    s+=i
```

    D.

```
a=[3,-1,',']
for i in a:
    print(a)
```

16. 以下代码段的输出结果是（　　）。

```
for ch in 'PYTHON PROGRAM':
    if ch==' ':
        break
    if ch=='o':
        continue
    print(ch,end=',')
```

A. PYTHON   B. PYTHONPROGRAM
C. PYTHN   D. PROGRAM

17. 关于 Python 循环结构中的 else 语句，以下说法正确的是（　　）。
    A. 只有 for 循环才有 else 语句
    B. 只有 while 循环才有 else 语句

C．for 循环和 while 循环都可以有 else 语句

D．for 循环和 while 循环都没有 else 语句

18．下列选项中，正确的是（　　　）。

A．break 语句用于终止当前循环

B．continue 语句用于终止所在层循环

C．break 和 continue 语句通常与 if 语句一起使用

D．以上说法都是错误的

19．以下代码段的输出结果是（　　　）。

```
sum=0
for i in range(1,10):
    if i%7 == 0:
        break
    else:
        sum+=i
print(sum)
```

A．6　　　　　　B．7　　　　　　C．21　　　　　　D．55

20．以下代码段的输出结果是（　　　）。

```
for guess in range (1000):
    if guess==0x452//2:
        break
print(guess)
```

A．0x452//2　　B．0x452　　　C．break　　　D．553

21．下列选项中，不是 Python 语言基本控制结构的是（　　　）。

A．顺序结构　　　　　　　　B．分支结构

C．循环结构　　　　　　　　D．输入/输出结构

22．以下关于分支结构的描述中，不正确的是（　　　）。

A．if 语句中，语句块执行与否依赖于条件判断

B．if 语句中，条件部分可以使用任何能够产生 True 和 False 的表达式或函数

C．二分支结构使用关键字 if-elif-else 语句实现

D．多分支结构用于设置多个判断条件及其对应的多条执行路径

23．以下关于 Python 分支结构的描述中，错误的是（　　　）。

A．分支结构可以向已经执行过的语句部分跳转

B．分支结构使用 if 关键字

C．Python 中 if-else 语句用来实现双分支结构

D．Python 中 if-elif-else 语句用来实现多分支结构

24．在 Python 中，实现多分支选择结构的较好方法是（　　　）。

A．if　　　　　　B．if-else　　　　C．if-elif-else　　D．if 嵌套

25．用于判断当前 Python 语句是否在分支结构中的是（　　）。

　　A．引号　　　　B．冒号　　　　C．缩进　　　　D．花括号

26．下列选项中，能够实现 Python 循环结构的是（　　）。

　　A．loop　　　　B．while　　　　C．continue　　　D．do-for

27．下列选项中，不属于 Python 循环结构的是（　　）。

　　A．for 循环　　　　　　　　　B．while 循环

　　C．do while 循环　　　　　　　D．嵌套的 while 循环

28．以下关于 Python 条件循环的描述中，错误的是（　　）。

　　A．条件循环通过 while 关键字构建

　　B．条件循环需要提前确定循环次数

　　C．条件循环一直保持循环操作，直到循环条件不满足才结束

　　D．while(True)也称为永真循环

29．关于 while 循环和 for 循环的区别，下列叙述正确的是（　　）。

　　A．while 语句的循环体至少无条件执行一次，for 语句的循环体有可能一次都不执行

　　B．while 语句只能用于循环次数未知的循环，for 语句只能用于循环次数已知的循环

　　C．在很多情况下，while 语句和 for 语句可以等价使用

　　D．while 语句只能用于可迭代变量，for 语句可以用任意表达式表示条件

30．以下关于 Python 语言循环结构的描述中，错误的是（　　）。

　　A．Python 通过 for、while 等关键字提供遍历循环和条件循环

　　B．遍历循环中的遍历结构可以是字符串、文件、组合数据类型和 range()函数等

　　C．break 用来跳出最内层 for 循环或 while 循环，脱离该循环后程序从该循环代码后继续执行

　　D．每个 continue 语句都有能力跳出当前循环

二、判断题

1．输入函数可以用于获取用户的输入信息。（　　）

2．输出函数用于将程序中的数据打印到屏幕上，无法进行文件输出。（　　）

3．程序流程图是程序设计的重要工具，它可以直观地表示程序的执行过程。（　　）

4．结构化程序设计要求每个程序必须包含至少一个循环结构。（　　）

5．在分支结构中，程序的执行路径会根据条件的真值不同而不同。（　　）

6．循环结构的主要作用是重复执行某段代码，直到满足特定条件为止。（　　）

7．流程控制语句在医学数据分析中没有实际应用，主要用于一般程序设计。（　　）

8．输入函数的返回值是字符串类型。（　　）

9．程序设计流程图的每个节点都代表一个具体的操作或决策。（　　）

10. 结构化程序设计仅适用于简单的程序, 复杂程序不适用。 (　　)

三、程序填空题

1. 判断某年是否是闰年。输入一个整数表示年份, 输出是否为闰年。

```
#能被4整除但不能被100整除, 或能被400整除的年份为闰年, 请在横线上填写一行表
#达式或语句, 可以修改其他代码
year=int(_____①_____ ("请输入年份:"))
if year%4 == 0 and year%100 != 0 or year%400==0:
    print("{}年是闰年"._____②_____ (year))
else:
    print("{}年不是闰年".format(year))
```

2. 根据 PM2.5 的监测值, 输出空气质量等级。输入 PM2.5 数值, 根据表 1 输出相应的空气质量等级。

表 1　PM2.5 空气质量等级描述

PM2.5 数值	空气质量等级
35（含）以下	优
35～75（含）	良
75～115（含）	轻度污染
115～150（含）	中度污染
150～250（含）	重度污染
250 以上	严重污染

```
pm=float(input("请输入 pm2.5 的值: "))
_____①_____ pm<=35:
    print("空气质量:优")
_____②_____ pm<=75:
    print("空气质量:良")
elif pm<=115:
    print("空气质量:轻度污染")
elif pm<=150:
    print("空气质量:中度污染")
elif pm<=250:
    print("空气质量:重度污染")
_____③_____ :
    print("空气质量:严重污染")
```

3. 根据邮件的重量和用户是否选择加急计算邮费。计算规则: 重量在 1000 克以内（含 1000 克）, 基本费用为 12 元; 超过 1000 克的部分, 每多 500 克加收超重费 4 元, 不足 500 克的部分按 500 克计算。如果用户选择加急, 再额外收 10 元。

输入邮件重量（整数, 单位为克）, 输入一个字符表示是否加急（y 表示加急, n 表

示不加急)。输出一个整数，表示邮费。

```
import math
weight=_____①_____ (input("请输入邮件重量(单位:克)"))
f=input("请输入是否加急(y表示加急,n表示不加急)")
fee=12
if _____②_____>1000:
    fee+=math.ceil((weight-1000)/500)*4      #math.ceil()是上取整函数
if f=='y':
    fee+=10
print("需付邮费:%d" %fee)
```

4．制作简易的计算器，完成基本的加、减、乘、除运算。输入运算符和两个数字，输出计算结果。除法运算，若除数为零，则输出必要提示信息。

```
print("请选择运算:")
print("1:加")
print("2:减")
print("3:乘")
print("4:除")
_____①_____=input("请输入运算对应的序号:")
num1,num2=eval(input("请输入两个数,以逗号分隔:"))
if op=='1':
    print("{}+{}={}".format(num1,num2,num1+num2))
elif op=='2':
    print("{}-{}={}".format(num1,num2,num1-num2))
elif op=='3':
    print ("{}*{}={}".format(num1,num2,num1*num2))
elif op=='4':
    if num2!=0:
        print("{}/{}={}"._____②_____(num1,num2,num1/num2))
    else:
        print("错误:除数不能为零")
else:
    print("运算符输入错误")
```

5．某移动通信公司的手机话费收费标准规定如下：若为固定套餐用户，每月固定费用 50 元，可打电话 300 分钟，超出 300 分钟，每分钟收费 0.1 元；若为非固定套餐用户，每分钟电话费 0.2 元。

输入某人一个月的通话时间，以及是否为固定套餐用户（输入 y 表示固定套餐用户输入，n 表示非固定套餐用户），计算话费。

```
duration=int(input("请输入通话时间:"))
isFixed=input("输入是否为固定套餐用户(y:是,n:否)")
```

```
if isFixed=='y':
    fee=50
    if duration>300:
        fee____①____ (duration-300)*0.1
else:
    fee=0.2*duration
print("本月话费:", ____②____)
```

四、编程题

1. 输入 k 个不小于 1，且不大于 10 的正整数。编写程序，计算输入的 k 个正整数中 1.5 和 10 出现的次数。

2. 编写程序，计算一个班级中所有学生的平均年龄。输入学生人数及每个学生的年龄，输出平均年龄（保留两位小数）。

3. 编写程序，输入一个数字序列，计算序列的最大跨度值，最大跨度值=最大值-最小值。在一行内输入数字，以空格分隔。

4. 编写程序，将一个八进制数转换为十进制数。

5. 使用 while 循环计算 1-2+3-4+5-6+···+99。

6. 编写程序，输入一个正整数，将其倒序输出。

7. 使用循环方法求解问题。假设公鸡 5 元一只，母鸡 3 元一只，小鸡 1 元 3 只，现有 1000 元钱想买 1000 只鸡，编程输出买鸡的方案，共有多少种买法？

8. 对列表[23,29,34,41,53,69,74,82,97,120]求均值并输出。要求输出数值结果，不要额外输出提示信息字符串。

9. 编程计算 100 以内奇数的和。要求输出数值结果，不要额外输出提示信息字符串。

10. 编程输出斐波那契数列的第 15 项。例如，数列为 0,1,1,2,3,5,8,13,21,34，求出数列的第 15 项。

11. 完数是指该数所有的因子（除去其本身）相加之和等于其自身。例如，整数 6 的因子为 1、2、3、6，除去整数本身 6，其余的因子 1、2、3 之和与整数自身 6 相等，6 就是一个完数。编程求 1000 以内所有完数的和。

12. 通过键盘输入一段文本，编程实现这段文本的逆序输出。例如，输入的文本为"world"，输出为"dlrow"。

13. 编程求 100～500 中素数的个数。

14. 韩信点兵的典故：韩信带 1500 名士兵去打仗，战死 400～500 人，3 人一排多出 2 人，5 人一排多出 4 人，7 人一排多出 6 人。编程计算剩下士兵的人数。仅输出人数，不要额外输出相应提示信息。

15. 编程求 0～100 中能被 2 整除或能被 3 整除的数的和。

总复习题三答案

总复习题四

一、单项选择题

1. 下列选项中，不属于函数优点的是（　　）。
   A. 减少代码重复　　　　　　　B. 使程序模块化
   C. 使程序便于阅读　　　　　　D. 便于发挥程序员的创造力

2. 以下关于函数的说法中，正确的是（　　）。
   A. 函数定义时必须有形参
   B. 函数中定义的变量只在该函数体中起作用
   C. 函数定义时必须带 return 语句
   D. 实参与形参的个数可以不相同，类型可以任意

3. 以下关于函数的说法中，正确的是（　　）。
   A. 函数的实际参数和形式参数必须同名
   B. 函数的形式参数既可以是变量，也可以是常量
   C. 函数的实际参数不可以是表达式
   D. 函数的实际参数可以是其他函数的调用

4. 下列程序的运行结果是（　　）。

```
def  f(x=2,y=0):
return    x-y
y=f(y=f(),x=5)
print(y)
```

   A. –3　　　　　　B. 3　　　　　　C. 2　　　　　　D. 5

5. 以下关于形参和实参的描述中，正确的是（　　）。
   A. 程序在调用时，将形参复制给函数的实参
   B. 函数定义中，参数列表里面的参数是实际参数，简称实参
   C. 函数调用时，实参默认采用按照位置顺序的方式将实参传递给函数，Python 也提供了按照形参名称输入实参的方式
   D. 参数列表中给出要传入函数内部的参数，这类参数称为形式参数，简称形参

6. 下面代码的输出结果是（　　）。

```
ls=["F","f"]
def fun(a):
    ls.append(a)
    return
```

```
fun("C")
print(ls)
```

A. 出错　　　B. ['F', 'f', 'C']　　C. ['C']　　　D. ['F', 'f']

7. 关于函数的可变参数，可变参数*args 传入函数时，存储的类型是（　　　）。

A. dict　　　B. tuple　　　C. set　　　D. list

8. 下面代码的运行结果是（　　　）。

```
>>>def area(r,pi=3.14159):
    return pi*r*r
>>>area(3.14,4)
```

A. 无输出　　B. 50　　　　C. 39　　　　D. 出错

9. 下面代码的运行结果是（　　　）。

```
>>>def area(r,pi=3.14159):
return pi*r*r
>>>area(pi=3.14,r=4)
```

A. 无输出　　B. 50.24　　　C. 39　　　　D. 出错

10. 函数调用时，所提供的参数可以是（　　　）。

A. 常量　　　B. 变量　　　C. 函数　　　D. 以上都可以

11. 匿名函数是用（　　　）关键字定义的。

A. None　　　B. def　　　C. lambda　　　D. add

12. 已知 n=lambda x,y:x+y，则 n([2],[3,4])的值是（　　　）。

A. [2,3,4]　　B. 9　　　　C. [23,4]　　　D. [234]

13. 下列程序的运行结果是（　　　）。

```
def F(a,b=3,c=5):
print('a=',a,'b=',b,'c=',c)
F(3,6,9)
```

A. a=2 b=2 c=5　　　　　　B. a=2 b=4 c=5

C. a=0 b=2 c=4　　　　　　D. a=3 b=6 c=9

14. Python 的输出函数为（　　　）。

A. input()　　B. math()　　C. print()　　D. turtle()

15. 若字符串 s='a\nb\te'，则 len(s)的值是（　　　）。

A. 7　　　　　B. 6　　　　C. 5　　　　D. 4

16. 下列关于 Python 内置函数的描述中，错误的是（　　　）。

A. int(x)是将 x 转换为一个整数

B. print("6+5")的输出结果是 11

C. dic.clear()的结果是清空字典 dic

D. 使用 append()函数可以向列表添加元素

17. 在 Python 中，（   ）函数用于返回一个随机数。

    A．random()   B．randint()   C．choice()   D．shuffle()

18. 下列关于递归的说法中，错误的是（   ）。

    A．必须定义基本情况   B．函数调用自身

    C．代码逻辑清晰   D．不会导致栈溢出的问题

19. 在递归函数中，基础情况（base case）的作用是（   ）。

    A．提高递归效率   B．定义递归的结束条件

    C．函数的初始状态   D．用于返回最终结果

20. 递归函数中堆栈溢出的原因是（   ）。

    A．函数调用自身   B．递归深度过大

    C．函数返回值过大   D．使用了全局变量

21. 递归函数的执行过程中，每次递归调用会有（   ）。

    A．新的函数实例被创建   B．函数参数被清空

    C．基础情况被跳过   D．函数的返回值被忽略

22. 在 Python 中，（   ）关键字用于捕获异常。

    A．catch   B．handle   C．except   D．try

23. 在 try-except 结构中，finally 块的作用是（   ）。

    A．定义可能发生异常的代码块   B．处理发生的异常

    C．定义最后执行的代码块   D．指定可能引发异常的代码块

24. 下列选项中，（   ）是捕获多个异常的正确方式。

A.

```
try:
    # 代码块
except ExceptionA:
    # 处理异常 A
except ExceptionB:
    # 处理异常 B
```

B.

```
try:
    # 代码块
except ExceptionA:
    # 处理异常 A
else ExceptionB:
    # 处理异常 B
```

C.

```
try:
    #代码块
except (ExceptionA, ExceptionB):
    # 处理异常 A 和异常 B
```

D.

```
try:
    # 代码块
except ExceptionA, ExceptionB:
    # 处理异常 A 和异常 B
```

25. 下列关于异常处理的说法中，正确的是（   ）。

    A．防止程序运行过程中产生任何错误

    B．提高程序的性能

    C．处理程序在运行时可能遇到的错误

    D．加速程序的执行速度

二、判断题

1．定义函数时，即使该函数不需要接收任何参数，也必须保留一对空的圆括号来表示这是一个函数。（　　）

2．一个函数如果带有默认值参数，那么必须所有参数都设置默认值。（　　）

3．定义 Python 函数时，必须指定函数返回值类型。（　　）

4．如果在函数中有语句 return 3，那么该函数一定会返回整数 3。（　　）

5．函数中必须包含 return 语句。（　　）

6．函数是代码复用的一种方式。（　　）

7．在 Python 中，input()函数把用户从键盘输入的数据作为字符串输出。（　　）

8．局部变量的作用域仅限于定义它的函数体或语句块中。（　　）

9．不同的函数之间可以定义同名的局部变量，不会发生命名冲突。（　　）

10．lambda 函数的表达式主体可以是多个表达式组成的语句组。（　　）

11．使用 lambda 表达式可以创建一个匿名函数，并且只能创建简单的函数。（　　）

12．全局变量可以在函数内部被修改。（　　）

13．在使用 lambda 函数时，可以省去函数的定义及命名过程。（　　）

14．递归函数一定会比循环更难理解和实现。（　　）

15．递归函数调用自身时，每次调用都会传递相同的参数值。（　　）

16．递归是一种迭代的替代方案，它总是比循环更高效。（　　）

17．在 try-except 结构中，如果没有发生异常，程序会直接跳过 except 块。（　　）

18．在 try-except 结构中，如果发生了异常，程序将跳过 try 块的剩余代码。（　　）

19．在 try 块中的代码一定会触发异常。（　　）

20．在一个程序中，可以有多个 finally 块。（　　）

三、程序填空题

1．求一个正整数的所有因子。

```
#请在横线上填写一行表达式或语句
#可以修改其他代码
def allFactor(n):
    if n <=1:
        return [n]
    if n <=3:
        return [1,n]
    i=1
    _____①_____
    while i <= n:
        if n % i == 0:
            rlist.append(i)
```

```
            _____②_____
        return rlist
    try:
        n=eval(input("请输入一个正整数:"))
        print("整数{}的因子是:{}".format(n,allFactor(n)))
    except:
        print("输入错误!")
```

2. 输入一个整数，判断它是否是水仙花数。如果一个三位数的个位数的立方、十位数的立方和百位数的立方和等于这个数本身，那么这个数就是水仙花数。

```
def fun(n):
    x=n%10
    y=n//10%10
    z=n//100
    if _____①_____
        print("{0}是水仙花数".format(n))
    else:
        print("{0}不是水仙花数".format(n))
m=eval(input("请输入一个正整数："))
        _____②_____
```

3. 求 1~n 以内的奇数和。

```
def sum(n):
    s=0
    for i in _____①_____ :
        _____②_____
    return s
x=eval(input("请输入一个大于 1 的正整数："))
print(_____③_____)
```

4. 比赛中，有 10 个评委按 1~100 分为参赛选手打分，选手的最后得分为去掉一个最高分和最低分后，剩余 8 个分数的平均值。

程序代码如下，请补全代码。

```
from random import *
Max=0
Min=100
S=0
for i in range(10):
    f=randint(0,100)
    print(i+1,f)
    S=S+f
    if Max<f:
```

```
            Max=  ①
        if Min>f:
            Min=  ②
    print('Max',Max,'Min'=,Min)
    print('平均分：',      ③      )
    print('当前玩家：", end=' ')
```

5. 请在横线上填写以下代码的输出结果。

```
x = 50
def fun1():
    global x
    x = 30
    print(x)
fun1()
print(x)
```

答：输出结果为 ① 、 ② 。

6. 请在横线上填写以下代码的输出结果。

```
x = 50
def fun1():
    y = 20
    def fun2():
        nonlocal y
        y += 10
    fun2()
    print(y)
fun1()
```

答：输出结果为 ① 。

7. 递归计算两个正整数的最大公约数。计算公约数的 gcd() 函数接收两个参数 a 和 b，且 a >= b。

```
def gcd(a, b):
    if b == 0:
        return      a
    else:
        #####FILL#####
        return gcd(      ①      ,       ②       )
        #####FILL#####
```

8. 递归判断输入字符串是否是回文。回文是指在正读和反读两个方向上都保持一致的字符串、词语、数字序列或其他序列。在字符串中，如果一个字符串从左向右读和从右向左读是相同的，那么它就是一个回文字符串。例如，"level"是一个回文字符串，

因为从左到右和从右到左都是 "level"；"hello"不是一个回文字符串，因为从左到右是
"hello"，从右到左是"olleh"。

```
def is_palindrome(s):
    if len(s) <= 1:
        #####FILL#####
        return _____①_____
        #####FILL#####


    else:
        #####FILL#####
        return s[0] == s[-1] and is_palindrome(_____②_____)
        #####FILL#####
```

9. 请在横线上填写补全代码。

```
def get_list_element(list, index):
try:
        #####FILL#####
        result = list[_____①_____]
        #####FILL#####
        print(f"The element at index {index} is {result}")

    #####FILL#####
    except _____②_____:
    #####FILL#####
        print(f"Error: Index {index} out of range.")

my_list = [1, 2, 3, 4, 5]
get_list_element(my_list, 2)
get_list_element(my_list, 10)
```

四、编程题

1. 编写程序，找出小于 10000 的素数的个数。

2. 编写函数 sum(x)，求整数 x 的各位数字之和。从键盘输入一非负整数，然后调用 sum()函数计算各位数字之和并输出结果。例如，输入整数 58，其各位数字之和为：5+8 = 13。

3. 若将某一素数的各位数字的顺序颠倒后得到的数仍是素数，则此素数称为可逆素数。程序输出 yes 或是 no，yes 表示此数是可逆素数，no 表示不是。用户输入的数必须为正整数。注意：yes 或是 no 全是小写输出。例如，用户输入 23，数字 23 各位数字颠倒之后得到 32，23 是素数，但 32 不是素数，因此 23 不是可逆素数。

4．数值运算。

要求：试编写程序，求已知摄氏温度 C 对应的华氏温度 F 的值，转换公式如下（结果保留 2 位小数）。

$$F=1.8C+32$$

5．字符转换。

要求：试编写程序，将'P'、'Y'、'T'、'H'、'O'、'N'分别赋给 s1、s2、s3、s4、s5、s6，用 input()函数完成数据输入，然后显示这 6 个字符对应的 ASCII 值。

6．编写一个递归函数 sum_digits()，计算一个正整数的各位数字之和。

7．实现一个计算两个数乘积的 multi()函数，打印计算结果。考虑输入的参数值为非整数的情况。无论程序执行时是否存在异常，最后均要打印"程序执行完毕。"（提示：使用 try-except-else-finally 进行异常处理）。

总复习题四答案

总复习题五

一、单项选择题

1. 阅读以下代码，描述不正确的是（　　）。

```
import random
random.seed(10)
print(random.randrange(0,100))
```

A．在同一台机器上，每次执行输出不同的随机整数

B．import random 用于导入 random 库

C．random.randrange(0,100)生成一个 0～100 之间随机整数

D．seed()函数用于设置初始化随机数种子

2. 下列选项中，能改变 turtle 画笔颜色的是（　　）。

A．turtle.colormode()　　　　　　B．turtle.setup()

C．turtle.pd()　　　　　　　　　　D．turtle.pencolor()

3. 下列函数中，能生成一个[10,99]之间的随机整数的是（　　）。

A．random.random()　　　　　　B．random.uniform(10,99)生成浮点数

C．random.randint(10, 99)　　　　D．random.randrange(10, 99,2)

4. 下列函数中，能生成一个[0.0,1.0]之间的随机小数的是（　　）。

A．random.seed(0.0, 1.0)

B．random.randint(0.0, 1.0)

C．random.random()

D．random.uniform(0.0, 1.0)

5. random.uniform(a, b)的作用是（　　）。

A．生成一个[a, b]之间的随机小数

B．生成一个[a, b)之间以 1 为步数的随机整数

C．生成一个[a,b]之间的随机整数

D．生成一个[0.0, 1.0)之间的随机小数

6. time.sleep(secs)的作用是（　　）。

A．返回一个代表时间的精确浮点数，两次或多次调用，其差值用来计时

B．返回系统当前时间戳对应的本地时间的 struct_time 对象，本地之间经过时区转换

C．将当前程序挂起 secs 秒，挂起即暂停执行

D．返回系统当前时间戳对应的 struct_time 对象

7. 返回一个代表时间的精确浮点数，两次或多次调用，其差值用来计时，这个函数是（　　）。

    A．time.perf_counter()　　　　　　B．time.mktime(t)

    C．time.ctime()　　　　　　　　　　D．time.strftime(format, t)

8. 基本的 Python 内置函数 range(a,b,s)的作用是（　　）。

    A．返回 a 的四舍五入值，b 表示保留小数的位数

    B．返回 a 的 b 次幂

    C．产生一个整数序列，从 a 到 b（不含）以 s 为步长

    D．返回组合类型的逆序迭代形式

9. random 库中 random.randrange(start, stop[, step])函数的作用是（　　）。

    A．生成一个[start, stop)之间的随机小数

    B．将序列类型中元素随机排列，返回打乱后的序列

    C．从序列类型（例如列表）中随机返回一个元素

    D．生成一个[start, stop)之间以 step 为步数的随机整数

10. turtle 库的运动控制函数是（　　）。

    A．pencolor()　　　B．pendown()　　　C．goto()　　　　　D．begin_fill()

11. random 库中 seed(a)函数的作用是（　　）。

    A．生成一个 k 比特长度的随机整数

    B．设置初始化随机数种子 a

    C．生成一个[0.0, 1.0)之间的随机小数

    D．生成一个随机整数

12. turtle 库中颜色填充函数是（　　）。

    A．pensize()　　　B．begin_fill()　　　C．setheading()　　　D．seth()

13. turtle 库中进入绘制状态的函数是（　　）。

    A．pendown()　　　B．right()　　　　C．seth()　　　　D．color()

14. 执行如下代码：

```
import turtle as t
for i in range(1,5):
    t.fd(50)
    t.left(90)
```

在 Python Turtle Graphics 中，绘制的是（　　）。

    A．五角星　　　　B．五边形　　　　C．正方形　　　　D．三角形

15. 执行如下代码：

```
import turtle as t
t.circle(40)
t.circle(60)
t.circle(80)
t.done()
```

在 Python Turtle Graphics 中，绘制的是（　　　）。

    A．同心圆　　　　B．笛卡儿心形　C．太极图　　　　D．同切圆

16．下列选项中，不属于 Python 第三方库的是（　　　）。

    A．turtle　　　　　B．jieba　　　　C．pyinstaller　D．PIL

17．下列选项中，属于 Python 第三方库的是（　　　）。

    A．math　　　　　B．random　　　C．datetime　　D．matplotlib

18．下列选项中使用 PyInstaller 工具对 Python 源文件打包的基本使用方法的是（　　　）。

    A．pip --help

    B．pip install <拟安装库名>

    C．pyinstaller 需要在命令行下运行:\>pyinstaller <python 源程序文件名>

    D．pip download <拟下载库名>

19．用 PyInstaller 工具打包 Python 源文件时，-F 参数的含义是（　　　）。

    A．指定生成打包文件的目录

    B．在 dist 文件夹中生成独立的可执行文件

    C．删除生成的临时文件

    D．指定所需要的第三方库路径

20．下列关于 Python 第三方库的叙述中，不正确的是（　　　）。

    A．从 pypi.org 网站可以检索获取大量的第三方库

    B．Python 第三方库与 Python 版本无关

    C．pip 工具是一种常用的安装第三方库工具

    D．部分第三方库提供后缀为.whl 的安装文件，可不依赖网络安装

21．用 Pyinstaller 工具打包 Python 文件时，使用自定义图标，需要指定的参数是（　　　）。

    A．-D　　　　　　B．-L　　　　　C．-i　　　　　　D．-F

22．下列选项中，属于 Python 中文分词第三方库的是（　　　）。

    A．pandas　　　　B．wordcloud　　C．requests　　D．jieba

23．下列选项中，属于生成词云的 Python 第三方库的是（　　　）。

    A．wordcloud　　　　　　　　B．numpy

    C．beautifulsoup4　　　　　　　D．matplotlib

24．以下关于 Python 内置库、标准库和第三方库的描述中，正确的是（　　　）。

    A．Python 内置库里的函数不需要 import 就可以调用

    B．第三方库不需要单独安装就能使用

    C．第三方库有多种安装方式，最常用的是文件安装

    D．第三方库和标准库都是随 Python 安装包一起发布的

25．下列选项中，不属于 Python 的 pip 工具命令的是（　　　）。

    A．download　B．install　　　C．list　　　　D．get

26．下列选项中，能将 Python 源程序转变为可执行程序的第三方库是（　　　）。

A. pip B. Wheel C. docker D. pyinstaller

27. Python 利用 wordcloud 生成词云，以下描述不正确的是（   ）。
    A. 可以指定词云图中文字的大小
    B. 可以指定词云图片的宽度
    C. 可以把词云输出为.gif 格式文件
    D. 可以指定词云图片的背景颜色

28. 以下关于 wordcloud 中 mask 参数的描述中，不正确的是（   ）。
    A. 用来指定词云的形状
    B. 用来设置词云的大小
    C. 需要引入 imread()函数读取图片
    D. mask 参数设定后再设定的宽高就不再有作用

29. 下列导入模块的方式中，错误的是（   ）。
    A. import example
    B. from example import *
    C. import example as em
    D. import e from example

30. 在 numpy 中，数组的维度被称为（   ）。
    A. 轴（axis）   B. 维度（dimension）
    C. 形状（shape）   D. 尺寸（size）

31. pandas 中最基本的数据结构是（   ）。
    A. Array   B. DataFrame   C. Series   D. List

32. 在 matplotlib 中，用于创建图表的主要模块是（   ）。
    A. pyplot   B. plotter   C. figure   D. chart

33. 下列函数中，（   ）用于在 numpy 中创建等间隔的一维数组。
    A. np.array()   B. np.linspace()   C. np.arange()   D. np.zeros()

34. pandas 中的索引（   ）。
    A. 只能是整数类型
    B. 可以是整数或字符串类型
    C. 只能是字符串类型
    D. 可以是任意类型

35. 在 matplotlib 中，用于绘制散点图的函数是（   ）。
    A. plt.hist()   B. plt.plot()   C. plt.bar()   D. plt.scatter()

36. 下列函数中，（   ）可以用于在 pandas 中读取 CSV 文件。
    A. pd.read_csv()   B. pd.load_csv()
    C. pd.read_excel()   D. pd.load_excel()

37. 在 numpy 中，用于将列表转换为数组的函数是（   ）。
    A. np.array()   B. np.ndarray()   C. np.list()   D. np.matrix()

38. pandas 中的列表对象是（   ）。

    A．List   B．DataFrame   C．Series   D．Array

39．在 matplotlib 中，用于设置图表标题的函数是（   ）。

    A．plt.legend()   B．plt.xlabel()   C．plt.ylabel()   D．plt.title()

40．下列函数中，（   ）用于在 numpy 中创建全 1 数组。

    A．np.zeros()   B．np.ones()   C．np.empty()   D．np.arange()

41．在 pandas 中，用于删除行的函数是（   ）。

    A．drop()   B．remove()   C．del()   D．dropna()

42．在 matplotlib 中，用于显示图表的函数是（   ）。

    A．plt.plot()   B．plt.display()   C．plt.show()   D．plt.draw()

43．在 matplotlib 中，用于设置图表中 x 轴标签的函数是（   ）。

    A．plt.xlabel()   B．plt.ylabel()   C．plt.title()   D．plt.legend()

44．下列函数中，（   ）用于在 pandas 中保存 DataFrame 为 CSV 文件。

    A．df.save_csv()   B．df.to_csv()

    C．df.write_csv()   D．df.export_csv()

45．在 numpy 中，用于获取数组的形状的属性是（   ）。

    A．shape   B．size   C．dimensions   D．dtype

二、判断题

1．math 库中包含一个函数叫作 sqrt()，它可以计算一个数的平方根。   （   ）

2．math 库中的 floor()函数可以向上取整。   （   ）

3．math 库中的 exp()函数可以计算 e 的幂。   （   ）

4．math 库中包含一个常量 pi，它表示圆周率 π 的值。   （   ）

5．random 库中的 randint()函数可以生成指定范围内的随机整数。   （   ）

6．random 库中的 random()函数可以生成一个介于 0（包含）和 1（不包含）之间的随机浮点数。   （   ）

7．random 库中的 shuffle()函数可以对列表进行随机排序。   （   ）

8．random 库中的 choice()函数可以从序列中随机选择一个元素。   （   ）

9．turtle 库中的 forward()函数可以控制乌龟向前移动。   （   ）

10．turtle 库中的 right()函数可以控制乌龟向右转动。   （   ）

11．turtle 库中的 left()函数可以控制乌龟向左转动。   （   ）

12．turtle 库中的 color()函数可以设置乌龟画笔的颜色。   （   ）

13．time 库中的 sleep()函数可以用来暂停程序的执行。   （   ）

14．time 库中的 localtime()函数可以返回当前时间的本地时间。   （   ）

15．time 库中的 gmtime()函数可以返回当前时间的格林尼治时间。   （   ）

16．使用 pip 工具查看当前已安装的 Python 第三方库的命令是 pip list。   （   ）

17．Python 的第三方库属于标准库。   （   ）

18．Python 具有丰富的第三方库，但是使用需要收费。   （   ）

19．pip 命令也支持扩展名为.whl 的文件直接安装 Python 第三方库。   （   ）

20. 只有 Python 第三方库才需要导入以后才能使用其中的对象，Python 标准库不需要导入即可使用其中的所有对象和方法。（　　）

21. jieba.lcut()函数返回精确模式，输出的分词无冗余。（　　）

22. jieba 分词包含三种模式，分别是精确模式、全模式、搜索引擎模式。（　　）

23. jieba 分词的三种模式中，精确模式是把文本精确的切分开，对长词再次切分。（　　）

24. wordcloud 是优秀的词云库，需要额外安装才能使用。（　　）

25. Python 可以使用 import 导入标准库或第三方库。（　　）

26. numpy 是 Python 的一个图形库，用于绘制数据可视化图表。（　　）

27. pandas 是一个用于数据分析和数据处理的 Python 库。（　　）

28. 在 matplotlib 中，可以使用 plt.plot()函数绘制折线图和散点图。（　　）

29. numpy 中的 ndarray 对象是多维数组，可以存储同一类型的元素。（　　）

30. pandas 中的 DataFrame 对象是一个二维表格结构，不可以存储不同类型的数据。（　　）

31. matplotlib 中的 plt.scatter()函数用于绘制散点图。（　　）

32. 在 numpy 中，np.random 模块提供了生成随机数的函数。（　　）

33. pandas 中的索引是用于标识和访问数据的标签，可以是整数、字符串或时间戳等类型。（　　）

34. matplotlib 中的 plt.xlabel()函数用于设置图表的标题。（　　）

35. numpy 中的数组操作和数学运算通常比 Python 内置的列表更高效。（　　）

三、程序填空题

1. 编写一个 Python 程序，生成 10 个介于 1 和 20 之间的随机整数，计算它们的平均值，并将结果保留一位小数，请补充横线处的代码。

代码如下：

```
import random
random.seed(20)
sum=0
for i in range(10):
        ①
    sum+=n
        ②
print("10 个随机数的平均数是:{}".format(round(sum/10,1)))
```

2. 利用 turtle 库绘制一个长度为 200 像素的正方形，在正方形内画一个内切圆。
代码如下：

```
import turtle as t
for i in range(4):
```

```
        ①
     t.left(90)
t.penup()
        ②
t.pendown()
        ③
t.pensize(5)
t.begin_fill()
        ④
        ⑤
t.done()
```

3. 键盘输入一段文本，保存在一个字符串变量 s 中，分别用 Python 内置函数及 jieba 库中已有函数计算字符串 s 中的中文字符个数及中文词语个数。注意：中文字符包含中文标点符号。

例如，键盘输入"中国是个伟大的国家"；屏幕输出"中文字符数为 9，中文词语数为 6。"

代码如下：

```
import jieba
s = input("请输入一个字符串")
n = _____①_____
m = _____②_____
print("中文字符数为{}，中文词语数为{}。".format(n, m))
```

4. 创建词云图，要求词云图长 440 像素、宽 440 像素，将词云图保存为 result.png。
代码如下：

```
from wordcloud import WordCloud
s = ("Python Matplotlib Chart Wordcloud Boxplot")
wordcloud = _____①_____
           _____②_____
           _____③_____
```

5. 编写一个 Python 程序，使用 numpy 生成 10 个介于 1 和 20 之间的随机整数，计算它们的平均值，并将结果保留一位小数。

```
import numpy as np
np.random.seed(20)
random_integers = np.____①____.randint(1, 21, 10)
average = np.round(np.mean(random_integers), 1)
print("10个随机数的平均数是:{}".format(____②____))
```

6. 编写一个 Python 程序，使用 pandas 读取名为"data.csv"的文件，计算其中一列的中位数，并打印结果。

```
import pandas as pd
df = _____①_____ .read_csv("data.csv")
median_value = df['列名'].median()
print("中位数是:{}". _____②_____ (median_value))
```

7. 编写一个 Python 程序，使用 matplotlib 绘制一个简单的折线图，横坐标是 [1, 2, 3, 4, 5]，纵坐标是对应的平方值。

```
import matplotlib.pyplot as plt
x = [1, 2, 3, 4, 5]
y = [1, 4, 9, 16, 25]
plt. _____①_____ (x, y, marker='o', linestyle='-')
plt.title('平方折线图')
plt.xlabel('横坐标')
plt. _____②_____ ('纵坐标')
plt.grid(True)
plt.show()
```

四、编程题

1. 在 turtle 画布上画出 5 个随机大小的五角星。

具体要求：

（1）turtle 画布的大小为：宽 800 像素，高 600 像素；

（2）一共绘制 5 个五角星；

（3）每个五角星在画布内的显示位置是随机的，五角星之间允许产生重叠甚至是完全覆盖，但每个五角星都要完整地显示在画布内；

（4）在程序运行过程中应明显看出绘制过程，建议绘图速度为 7；

（5）每个五角星的线条颜色为黑色，线宽为 5，边长为[10~150]之间的随机长度，并用黄色填充；

（6）五角星的每个顶点的内角（锐角）为 36°。

2. 绘制一个太极图。

具体要求：

（1）笔画宽度为 2 像素。

（2）整体太极的半径为 100 像素。

（3）阴阳部分由两个 180°的半圆组成。

（4）白色小圆位于(0, 40)。

（5）黑色小圆位于(0, 140)。

3. 键盘输入一句话，用 jieba 分词后，将切分的词组按照在原话中逆序输出到屏幕上，词组中间没有空格。示例如下：

输入：pip 工具安装

输出：安装工具 pip

4．编写 Python 程序，使用 numpy 生成一个包含 10 个随机整数的一维数组，计算其中的最大值和最小值，并打印结果。

5．编写 Python 程序，使用 pandas 读取名为"data.csv"的 CSV 文件，计算其中一列的平均值和标准差，并打印结果。

6．编写 Python 程序，使用 matplotlib 绘制一个带有误差条的柱状图，具体要求如下：柱状图显示 x 轴为[1, 2, 3, 4, 5]，y 轴为对应的平均值。误差条表示每个数据点的标准差。

总复习题五答案

总复习题六

一、单项选择题

1. 文件的类型包括（　　）。
   A．视频文件　　B．二进制文件　　C．图像文件　　D．数据库文件
2. 打开文件的函数是（　　）。
   A．open()　　　B．read()　　　C．write()　　　D．close()
3. 关闭文件的方法是（　　）。
   A．close()　　　B．open()　　　C．read()　　　D．write()
4. 在使用 with 语句打开文件时，文件会在（　　）自动关闭。
   A．文件读取完毕后　　　　　　B．文件写入完毕后
   C．发生异常时　　　　　　　　D．with 语句结束时
5. 下列方法中，（　　）可以一次性读取整个文件的内容。
   A．read()　　　B．readline()　　C．readlines()　　D．write()
6. 用于将数据写入文件的方法是（　　）。
   A．read()　　　B．readline()　　C．readlines()　　D．write()
7. 下列方法中，（　　）可以按行读取文件的内容。
   A．read()　　　B．readline()　　C．readlines()　　D．write()
8. 下列方法中，（　　）可以将读取的每一行存储在一个列表中。
   A．read()　　　B．readline()　　C．readlines()　　D．write()
9. 通过调用文件对象的 seek()方法，可以改变文件指针的位置。（　　）参数可以将文件指针移动到文件的开头。
   A．0　　　　　B．1　　　　　C．-1　　　　　D．None
10. 使用 seek()方法移动文件指针后，可以使用（　　）方法来读取一行数据。
    A．read()　　　B．readline()　　C．readlines()　　D．write()
11. 使用 seek()方法移动文件指针后，可以使用（　　）方法来读取指定行数的数据。
    A．read()　　　B．readline()　　C．readlines()　　D．write()
12. 以下关于文件的描述中，错误的是（　　）。
    A．打开文件既要读也要写，应该使用的打开模式参数是'rw+'
    B．open()函数的打开模式'b'表示以二进制数据处理文件
    C．open()函数的打开模式'a'表示可以对文件进行追加操作
    D．fo.seek()函数是设置当前文件操作指针的位置
13. 在 Python 中，下列操作中，（　　）可以打开文件并用写入模式写入文件内容。
    A．open("file.txt", "r")　　　　　B．open("file.txt", "w")

  C. open("file.txt", "a")   D. open("file.txt", "rb")

14. 当需要在处理文件操作完成后自动关闭文件，应该使用（   ）。

  A. for 循环   B. try-except 语句

  C. with 语句   D. while 循环

15. 下列方法中，（   ）可以用于判断文件是否存在。

  A. file_exists()   B. exists()

  C. os.path.exists()   D. os.file.exists()

16. 以下关于 CSV 格式的描述中，正确的是（   ）。

  A. CSV 文件以英文逗号分隔元素

  B. CSV 文件以英文空格分隔元素

  C. CSV 文件以英文分号分隔元素

  D. CSV 文件以英文特殊符号分隔元素

17. 以下关于 Python 文件打开模式的描述中，错误的是（   ）。

  A. 只读模式'r'   B. 覆盖写模式'w'

  C. 追加写模式'a'   D. 创建写模式'n'

18. 下面导入方式中，错误的是（   ）。

  A. import numpy   B. import ndarray from numpy

  C. from numpy import *   D. import numpy as np

19. 以下关于文件的描述中，正确的是（   ）。

  A. 使用 open()打开文件时，必须要用'r'或'w'指定打开方式，不能省略

  B. 采用 readlines()可以读入文件中的全部文件，返回一个列表

  C. 文件打开后，可以用 write()控制对文件内容的读写位置

  D. 如果没有采用 close()关闭文件，Python 程序退出时文件将不会自动关闭

20. 以下关于文件的描述中，错误的是（   ）。

  A. open()打开一个文件，同时把文件内容载入内存

  B. open()打开文件后，返回一个文件对象，用于后续的文件读写操作

  C. 当文件以二进制方式打开时，是按字节流方式读写的

  D. write(x)函数要求 x 必须是字符串类型，不能是 int 类型

二、判断题

1. 文件的类型只有文本文件一种。   （   ）

2. 文件的读取模式包括'r'和'b'两种。   （   ）

3. 文件的写入模式包括'r'和'b'两种。   （   ）

4. 二进制文件不能使用文本编辑器直接打开查看。   （   ）

5. 读取文本文件时，可以使用 readlines()方法将每行文本存储在一个列表中。（   ）

6. 写入文本文件时，可以使用 write()方法。   （   ）

7. 使用 open()打开文件时，如果文件不存在，会抛出一个 FileNotFoundError 异常。

                               （   ）

8. 在写入文件时，如果文件已经存在，则会清空原文件并重新写入。　　（　　）

9. 文件读写操作时，可能会发生 **IOError** 异常，表示读写错误。　　（　　）

10. os.remove()函数用于在 Python 中删除目录。　　（　　）

11. 如果给定路径指向常规文件，则 os.path.isfile()函数返回 True。　　（　　）

12. 函数中的模式"wb"open()用于以二进制写入模式打开文件。　　（　　）

13. os.listdir()函数返回指定目录中所有文件和文件夹的列表。　　（　　）

14. 文件操作函数 os.listdir()用于列出目录中的文件和子目录。　　（　　）

15. 文件操作函数 os.path.exists()用于检查文件或目录是否存在。　　（　　）

三、程序填空题

1. 从键盘输入一些字符串，逐个写入磁盘上不存在的文件中，直到输入一个包含"!"的字符串为止。

输入文件名：1.txt

输入字符串：你好

输入字符串：中国

输入字符串：结束！

代码如下：

```
filename = input('输入文件名:\n')
fp = open(filename,_____①_____)
ch = ' '
while _____②_____ not in ch:
    fp.write(ch)
    ch = input('输入字符串:\n')
fp.close()
```

2. 有两个磁盘文件 1.txt 和 2.txt，各存放一行文字内容。要求：先把这两个文件中的文字内容合并，输出到一个新文件 3.txt 中。

代码如下：

```
fp = open('1.txt')
a = fp.read()
fp.close()
fp = open('2.txt')
b = fp.read()
fp.close()
fp = open('test3.txt',_____①_____)
    _____②_____
s =''.join(r)
 fp.write(s)
 fp.close()
```

3．将 1.txt 文件中所有大写字母转换为小写字母，然后保存至文件 copy.txt 中。

```
f=open('1.txt', _____①_____)
g=open('copy.txt', _____②_____)
temp=f.read().lower()
g._____③_____
f.close()
g.close()
```

4．逐行输出 1.txt 文件中的所有内容。

```
f=open('test.txt','r')
while True:
line=_____①_____
if _____②_____:
  break
else:
  print(line)
```

5．二进制文件中的图片，并将其保存到另一个文件中。

```
with open('input_image.jpg',_____①_____) as f:
    content = f.read()
with open('output_image.jpg', _____②_____) as f:
    f.write(content)
```

四、编程题

1．打开 text.txt 文本文件，并逐行读取文件内容到 lines 列表中，并逐行输出列表内容。

2．将字符串"Hello"、"World"、"Python"列表写入 text.txt 文本文件，每个字符串占一行。

3．使用 csv.writer 将['Name', 'Age', 'City'], ['张三', '28', '内蒙古'], ['李四', '22', '山东']写入 CSV 文件。

4．读取 employees.json 数据并按格式展示。

5．将 JSON 数据 students_data = [{ "id": 1,"name": "Alice","grade": "A"}, {"id": 2, "name": "Bob", "grade": "B"},{ "id": 3, "name": "Charlie", "grade": "C"}] 写入 students.json 文件。

总复习题六答案

总复习题七

一、单项选择题

1. 对象是（　　　）。
   - A．一种数据类型
   - B．一个实例化的类
   - C．一段代码
   - D．一种算法

2. 在 Python 中，类可以被描述为一个（　　　）。
   - A．函数
   - B．模块
   - C．对象
   - D．代码块

3. 封装是指（　　　）。
   - A．将数据和方法组合在一个类中
   - B．隐藏类的实现细节
   - C．将代码划分为不同的类
   - D．通过继承创建新类

4. 继承的主要优势是（　　　）。
   - A．代码重用
   - B．封装数据
   - C．多态
   - D．数据抽象

5. 在面向对象编程中，多态表示一个对象可以（　　　）。
   - A．具有多个状态
   - B．具有多个行为
   - C．被实例化为多个类
   - D．被复制多次

6. 在 Python 中，__init__方法的作用是（　　　）。
   - A．初始化类的属性
   - B．定义类的方法
   - C．实例化一个对象
   - D．调用父类的构造函数

7. 下列选项中，（　　　）是正确的继承语法。
   - A．class ChildClass(BaseClass):
   - B．class ChildClass extends BaseClass:
   - C．class ChildClass(BaseClass)
   - D．class ChildClass(BaseClass) extends:

8. 如果一个类没有指定父类，它将默认继承自（　　　）。
   - A．object
   - B．None
   - C．main
   - D．base

9. 下列选项中，（　　　）不是面向对象编程的四大特性之一。
   - A．封装
   - B．多态
   - C．声明
   - D．继承

10. （　　　）是类变量。
    - A．一个只在类内部可见的变量
    - B．一个在类的所有实例之间共享的变量
    - C．一个只能在类的构造函数中使用的变量

D．一个在类外部可见的变量

11．执行以下代码，输出结果是（　　）。

```
class Animal:
    def __init__(self, name):
        self.name = name
    def sound(self):
        return "Some generic sound"
cat = Animal("Cat")
print(cat.name)
```

A．"Animal"　　　　　　　　B．"Cat"

C．"Some generic sound"　　D．Error

12．有如下类的定义：

```
class Shape:
    def area(self):
        return 0
class Circle(Shape):
    def __init__(self, radius):
        self.radius = radius
    def area(self):
        return 3.14 * self.radius ** 2
```

Circle 类继承自 Shape 类，调用 Circle(3).area()的结果是（　　）。

A．0　　　　　　B．3.14　　　　　C．0（Error）　　　D．28.26

13．有如下类的定义：

```
class Book:
    def __init__(self, title, author):
        self.title = title
        self.__author = author
book = Book("Python Basics", "John Doe")
```

访问__author 属性的方法是（　　）。

A．book.__author　　　　　　B．book.get_author()

C．book._Book__author　　　D．book.author

14．有如下类的定义：

```
class Animal:
    def sound(self):
        return "Some generic sound"
class Dog(Animal):
    def sound(self):
```

```
        return "Woof"
    class Cat(Animal):
        def sound(self):
            return "Meow"
```

以下代码的输出结果是（   ）。

```
def make_sound(animal):
    return animal.sound()
dog = Dog()
cat = Cat()
print(make_sound(dog))
print(make_sound(cat))
```

A．Woof, Meow

B．Some generic sound, Some generic sound

C．Meow, Woof

D．Error

15．有如下类的定义：

```
class MedicalProfessional:
    def __init__(self, name, specialization):
        self.name = name
        self.__specialization = specialization
    doctor = MedicalProfessional("Dr. Smith", "Cardiology")
```

访问__specialization 属性的方法是（   ）。

A．doctor.__specialization

B．doctor._specialization

C．doctor.get_specialization()

D．doctor._MedicalProfessional__specialization

16．有如下类的定义：

```
class MedicalRecord:
    def __init__(self, patient_name, diagnosis):
        self.__patient_name = patient_name
        self.__diagnosis = diagnosis
    def get_patient_name(self):
        return self.__patient_name
    def get_diagnosis(self):
        return self.__diagnosis
```

正确访问患者姓名和诊断信息的方法是（   ）。

A．record = MedicalRecord("John Doe", "Flu"); record.patient_name

B．record = MedicalRecord("John Doe", "Flu"); record.get_patient_name()

C．record = MedicalRecord("John Doe", "Flu"); record.__patient_name

D．record = MedicalRecord("John Doe", "Flu"); record.diagnosis

17．有如下类的定义：

```
class Pharmacy:
    @staticmethod
    def greet():
        return "Welcome to the pharmacy!"
```

以下调用正确的是（　　）。

A．Pharmacy.greet()

B．pharmacy = Pharmacy(); pharmacy.greet()

C．pharmacy = Pharmacy(); Pharmacy.greet()

D．greet()

18．有如下类的定义：

```
class Animal:
    def make_sound(self):
        return "Some generic sound"
class Dog(Animal):
    def make_sound(self):
        return "Woof! Woof!"
```

以下调用错误的是（　　）。

A．animal = Animal(); animal.make_sound()

B．dog = Dog(); dog.make_sound()

C．animal = Dog(); animal.make_sound()

D．dog = Animal(); animal.make_sound()

19．有如下类的定义：

```
class A:
    def show(self):
        return "Class A"
class B:
    def show(self):
        return "Class B"
class C(A, B):
    pass
```

以下调用正确的是（　　）。

A．obj = A(); obj.show()　　　　　　B．obj = B(); obj.show()

C．obj = C(); obj.show()　　　　　　D．obj = C(); obj.show_A()

20. 有如下类的定义:

```
class Shape:
    def area(self):
        return 0
class Circle(Shape):
    def area(self, radius):
        return 3.14 * radius * radius
class Square(Shape):
    def area(self, side_length):
        return side_length * side_length
```

以下调用错误的是（　　）。

A．shape = Shape(); shape.area()

B．circle = Circle(); circle.area(5)

C．square = Square(); square.area(4)

D．shape = Shape(); shape.area(3)

二、判断题

1. 类是对象的实体。　　　　　　　　　　　　　　　　　　　　　　　　　　（　　）
2. 封装的目的是隐藏类的实现细节，使其对外部不可见。　　　　　　　　　（　　）
3. 继承允许一个类获取另一个类的属性和方法。　　　　　　　　　　　　　（　　）
4. 多态性是指一个对象在不同情境下表现出不同的行为。　　　　　　　　　（　　）
5. 在 Python 中，私有成员是通过在成员名前加上单下划线"_"来定义的。

                                                （　　）
6. 构造方法在对象创建时调用，用于进行属性的初始化。　　　　　　　　　（　　）
7. 析构方法在对象销毁时调用，用于进行资源的释放。　　　　　　　　　　（　　）
8. super()函数用于调用父类的方法。　　　　　　　　　　　　　　　　　　（　　）
9. 抽象类可以被实例化。　　　　　　　　　　　　　　　　　　　　　　　（　　）
10. 抽象方法是在抽象类中定义的方法，必须在子类中被实现。　　　　　　（　　）
11. 在 Python 中，可以使用关键字 interface 定义接口。　　　　　　　　　（　　）
12. 方法重载是指在同一个类中，方法名称相同但参数列表不同。　　　　　（　　）
13. Python 中的私有变量（private variables）可以在类的外部直接访问和修改。

                                                （　　）

三、程序填空题

1. 定义一个名为 Patient 的类，包含属性 name 和 age，以及方法 record_temperature 用于记录患者的体温。代码如下:

　　　　　　①　　　　　:

```
    def __init__(self, name, age):
        self.name = name
        self.age = age
        self.temperature = None
    def_____②_____:
        self.temperature = temperature
```

2．创建一个 Patient 类的实例，名为 patient1，年龄为 30，记录体温为 37.5。代码如下：

```
patient1 = Patient("John Doe", 30)
_____①_____
```

3．定义一个名为 Doctor 的类，具有属性 name 和 specialty，以及方法 diagnose 用于诊断患者。代码如下：

```
class Doctor:
    def __init__(self, name, specialty):
        self.name = name
        _____①_____
    def_____②_____:
        print(f"Dr. {self.name} diagnoses {patient.name} based on {self.specialty}.")
```

4．用重写 area()方法计算圆的面积，并创建一个 Circle 对象，调用 area()方法计算圆的面积。代码如下：

```
class Shape:
    def area(self):
        return 0
class Circle(Shape):
        def_____①_____:
        self.radius = radius
    def area(self):
        return _____②_____
circle_instance = Circle(radius=5)
print(circle_instance.area())
```

5．创建一个新的患者 patient2，年龄为 25，记录体温为 38.0，并由医生 doctor1 进行诊断。代码如下：

```
patient2 = Patient("Jane Smith", 25)
patient2.record_temperature(38.0)
_____①_____
```

6．创建一个 Dog 对象，调用 speak()方法输出狗的叫声。代码如下：

```
class Animal:
    def speak(self):
        return "Animal speaks"
    _____①_____ :
    def speak(self):
        return "Dog barks"
dog_instance = Dog()
print( _____②_____ )
```

7. 创建一个 Patient 对象，调用 get_info()方法输出患者信息。代码如下：

```
class Patient:
    def __init__(self, name, age):
        self.__name = name
        self.__age = age
    def _____①_____ :
        return f"Patient: {self.__name}, Age: {self.__age}"
patient_instance = Patient("Alice", 30)
print(_____②_____ )
```

四、编程题

1. 设计一个 MedicalProfessional 类，包括属性 name（姓名）和 specialization（专业领域）。实现一个方法 diagnose_patient(patient_name, symptoms)用于诊断患者，输出医生姓名、患者姓名和症状信息。

2. 设计一个 Person（人）类，包括姓名、年龄和血型等属性。编写构造方法用于初始化每个人的具体属性值，编写 detail()方法用于输出每个实例具体的值，并编写程序验证类的功能。

3. 设计一个 MedicalExam 类，包括属性 patient_name（患者姓名）。实现三个不同版本的 perform_exam()方法，分别用于进行通用检查、血压检查和全面检查。根据提供的参数输出相应的检查信息。

4. 创建一个药物管理系统，包括一个 Medication 类和一个 MedicationSystem 类。Medication 类包含属性药物名称、剂量和用途。MedicationSystem 类包含一个分发药物的方法，接收患者对象和药物对象，然后输出分发的消息。

总复习题七答案

全国计算机等级考试二级 Python 语言程序设计模拟试卷一

一、单项选择题（共 40×0.75=30 分）

1. 下列选项中，不属于 Python 语言特点的是（　　）。
   A. 优异的扩展性　　　　　　　　B. 跨平台
   C. 开源理念　　　　　　　　　　D. 网络编程语言

2. Python 的输入来源包括（　　）。
   A. 控制台输入　　　　　　　　　B. 网络输入
   C. 文件输入　　　　　　　　　　D. 以上都是

3. 以下关于程序设计语言的描述中，错误的是（　　）。
   A. 机器语言直接用二进制代码表达指令
   B. 机器语言通常用二进制代码表达指令，也可以用八进制代码表达指令
   C. Python 解释器把 Python 代码一次性翻译成目标代码，然后执行
   D. 机器语言通常用二进制代码表达指令，也可以用十六进制代码表达指令

4. Python 语句的续行符号，如果一行语句写不完，续行到下一行语句继续书写用到（　　）。
   A. \　　　　　　B. #　　　　　　C. $　　　　　　D. :

5. Python 软件包自带的集成开发环境是（　　）。
   A. Word 编辑器　　　　　　　　B. 记事本编辑器
   C. IDLE 编辑器　　　　　　　　D. 以上都不对

6. 以下关键字不能用于异常处理逻辑的是（　　）。
   A. if　　　　　　B. try　　　　　　C. finally　　　　　　D. else

7. 用 Python 语句写出的正确语句是（　　）。
   A. x=(1+3**2)*(16mod7)/7　　　B. x=(1+3*2)*(16%7)/7
   C. x=(1+3*^2)*(16%7)/7　　　　D. x=(1+3**2)*(16%7)/5

8. 表达式 38%6 的计算结果是（　　）。
   A. 6　　　　　　B. 5　　　　　　C. 3　　　　　　D. 2

9. 表达式 38//6 的计算结果是（　　）。
   A. 6　　　　　　B. 5　　　　　　C. 3　　　　　　D. 2

10. Python 使用缩进作为语法边界，一般建议缩进（　　）个空格。
    A. 8　　　　　　B. 6　　　　　　C. 4　　　　　　D. 2

11. 表达式 3*4**2//8%8 的计算结果是（　　）。
    A. 6　　　　　　B. 5　　　　　　C. 4　　　　　　D. 3

12. 下列选项中，不是 Python 语言所使用特殊含义符号的是（　　）。

A. **   B. &=   C. ^   D. ?

13. 假设 x=3，x*=4+5**2 的运算结果是（   ）。
     A. 25   B. 87   C. 56   D. 37

14. 以下变量名中，不符合 Python 语言变量命名规则的是（   ）。
     A. _45keyword   B. keyword_54
     C. 45_keyword   D. keyword54_

15. 在 Python 语言中，可以作为源文件后缀名的是（   ）。
     A. .pdf   B. .ppt   C. .py   D. .png

16. 下面代码的输出结果是（   ）。

```
print("c"<"A")
```

     A. false   B. False   C. true   D. True

17. "团结、敬业、"+"求实、创新"的输出结果是（   ）。
     A. "团结、敬业""求实、创新"
     B. "团结、敬业、求实、创新"
     C. "团结、敬业"+"求实、创新"
     D. 团结、敬业求实、创新

18. 下列选项中，不是 Python 语言关键字的是（   ）。
     A. await   B. lambda   C. hello   D. pass

19. 下列选项中，Python 不支持的数据类型是（   ）。
     A. list   B. float   C. int   D. char

20. 关于异常处理机制的说法中，最合理的是（   ）。
     A. 用 if 判断代替所有的 try-except 结构
     B. 将所有代码放到一个 try 语句块中避免程序报错
     C. 结合函数设计统筹应用异常处理机制
     D. 应当大量使用异常处理机制以避免任何可能的错误

21. IDLE 菜单中，将选中区域缩进的快捷键是（   ）。
     A. Ctrl+A   B. Ctrl+C   C. Ctrl+]   D. Ctrl+S

22. 关于 import 引用的描述中，错误的是（   ）。
     A. 可以使用 from turtle import setup 引入 turtle 库
     B. 使用 import turtle as t 引入 turtle 库，取别名为 t
     C. 使用 import turtle 引入 turtle 库
     D. import 关键字用于导入模块或模块中的对象

23. 下列选项中，不是 Python 集成开发环境的是（   ）。
     A. R studio   B. Spyder   C. PyCharm   D. Jupyter Notebook

24. 下面代码的运行结果是（   ）。

```
print(pow(5,0.5)*pow(5,0.5)==3)
```

A．pow(5,0.5)*pow(5,0.5)==3   B．True

C．False   D．5

25．random 库中用于生成随机小数的函数是（   ）。

    A．randrange()   B．random()   C．getrandbits()   D．randint()

26．下面代码的输出结果是（   ）。

```
for n in range(100,200):
    i = n // 100
    j = n // 10 % 10
    k = n % 10
    if n == i ** 3 + j ** 3 + k ** 3:
        print(n)
```

    A．154   B．156   C．153   D．158

27．安装一个库的命令格式是（   ）。

    A．pip -h

    B．pip download <拟下载库名>

    C．pip install <拟安装库名>

    D．pip uninstall <拟卸载库名>

28．以下关于 turtle 库中 setup()函数的描述中，错误的是（   ）。

    A．turtle.setup()函数的作用是设置主窗体的大小和位置

    B．turtle.setup()函数的作用是提起画笔

    C．执行下面代码，可以获得一个宽为屏幕 75%、高为屏幕 60%的主窗口

```
import turtle
turtle.setup(0.75,0.6)
```

    D．turtle.setup()函数的定义是 turtle.setup(width,height,startx,starty)

29．执行如下代码：

```
import turtle as t
for i in range(3):
    t.fd(50)
    t.left(120)
t.done()
```

在 Python Turtle Graphics 中，绘制的是（   ）。

    A．五角星   B．五边形   C．正方形   D．三角形

30．以下关于递归程序的描述中，错误的是（   ）。

    A．书写简单

    B．递归程序都可以有非递归编写方法

    C．一定要有基例

    D．执行效率高

31. 以下关于 return 语句的描述中，正确的是（　　）。
  A．函数中最多只有一个 return 语句
  B．函数可以没有 return 语句
  C．函数必须有一个 return 语句
  D．return 只能返回一个值
32. 下面代码的输出结果是（　　）。

```
x=15
y=6
print(x/y,x//y)
```

  A．2.5, 2.5　　B．2.5, 2　　C．2, 2.5　　D．2,2
33. 下面代码的输出结果是（　　）。

```
x=10
y=-2+3j
print(x+y)
```

  A．（8+3j）　　B．11　　C．2j　　D．9
34. 以下文件操作方法，打开后能读取 CSV 格式文件的是（　　）。
  A．fo = open("ABC.csv","x")
  B．fo = open("ABC.csv","w")
  C．fo = open("ABC.csv","a")
  D．fo = open("ABC.csv","r")
35. 以下关于文件的描述中，错误的是（　　）。
  A．文件是存储在辅助存储器上的一组数据序列，可以包含任何数据内容
  B．Python 通过 open()函数打开一个文件，并返回一个操作这个文件的变量值给变量
  C．无论文件创建为文本文件还是二进制文件，都可以用"文本文件方式"和"二进制文件方式"打开，但打开后的操作不同
  D．f.seek()方法能够移动读取指针的位置，f.seek(1)将读取指针移动到文件开头
36. 在 Python 中，用于动态执行字符串表达式的函数是（　　）。
  A．eval()　　B．lambda()　　C．execute()　　D．run()
37. 可以创建一个匿名函数的是（　　）函数。
  A．def()　　B．function()　　C．lambda()　　D．anonymous()
38. 在 Python 中，专用于分词处理的库是（　　）。
  A．nltk　　B．jieba　　C．sklearn　　D．spacy
39. 在 Python 中，（　　）是条件语句。
  A．switch　　B．if-else　　C．choose　　D．case
40. 要想使用数学函数 sin()，需要导入 Python 库中的（　　）。
  A．numpy　　B．math　　C．cmath　　D．scipy

二、判断题（共 10×1=10 分）

1. Python 是一种静态类型的编程语言。 （　　）
2. 在 Python 中，字符串是不可变的。 （　　）
3. Python 的列表可以包含不同类型的数据。 （　　）
4. 在 Python 中，print()是一个函数。 （　　）
5. 从 Python 3.7 版本开始，Python 的字典是一种有序的数据结构。 （　　）
6. 在 Python 中，元组是可变的。 （　　）
7. Python 中的 if 语句后面必须跟冒号。 （　　）
8. len()函数用于计算列表中元素的数量。 （　　）
9. 在 Python 中，可以使用*操作符来重复字符串。 （　　）
10. 在 Python 中，注释以#开头。 （　　）

三、程序填空题（共 3×5=15 分）

1. 阅读如下代码，请补全横线上的代码，不修改其他代码，实现以下功能：列表中有五个元素，将其倒序输出。

```
colors = ['red','blue','green','purple','gold']
_____①_____
print(____②____)
```

2. 阅读如下代码，请补全横线上的代码，不修改其他代码，实现以下功能：文件给出字符串，删除字符串开头和末尾的空白，结果由屏幕输出。

```
word= "   清澈的爱，只为中国。   "
print(_____①_____)
```

3. 如下代码中，请补全横线上的代码，实现以下功能：输入下面的绕口令，将其中出现的字符"宽"全部替换为"高"，输出替换后的字符串。

板凳宽，扁担长，板凳比扁担宽，扁担比板凳长，扁担要绑在板凳上，板凳不让扁担绑在板凳上，扁担偏要板凳让扁担绑在板凳上。

```
s=input("请输入绕口令：")
print(s.____①____("宽","高"))
```

四、编程题（共 2×12.5=25 分）

1. 阅读如下代码，请补全横线上的代码，不修改其他代码，实现以下功能：使用 turtle 库中的 pencolor()和 fillcolor()方法为图形（图 1）着色。

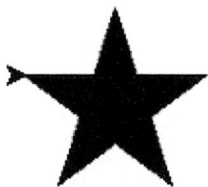

图 1

```
import turtle
star = turtle.Turtle()
star.____①____("black")
star.____②____("red")

star.begin_fill()
for i in range(5):
    star.forward(100)
    star.right(144)
star.end_fill()
turtle.done()
```

2. 阅读如下代码，请在省略号处补全代码，可修改其他代码，实现下面功能。

```
import jieba
...①
s = input("请输入一个中文字符串，包含逗号和句号：")
k=jieba.lcut(s)
d1 = {}
for i in k:
    ...②
```

（1）获取用户输入的一段文本，包含但不限于中文字符、中文标点符号及其他字符；

（2）用 jieba 的精确模式分词，统计分词后中文词语词频，具体为：将字符长度大于等于 2 的词语及其词频写入文件 eg1.txt，每行一个词语，词语和词频之间用感叹号分隔。示例如下（其中的数据仅用于示意）：

输入：

因为青春，我们有了无限的可能；因为大学生活，我们有了成长的机会；因为励志，我们敢于追逐梦想。让青春在奋斗中闪耀，让大学生活成为充实而有意义的时光，用励志的精神书写属于我们的精彩篇章。

输出：

因为:3

青春:2

我们:4

无限:1
可能:1
大学:2
生活:2
成长:1
机会:1
励志:2
敢于:1
追逐:1
......

五、综合应用（共 1×20=20 分）

编程计算分段函数：
输入 x 的值，输出函数 y 的值。

$$y = \begin{cases} \cos x + \sqrt[2]{x^2 + 2}, & x > 3 \\ e^x + \log_3^x + \sqrt[3]{x}, & x \leqslant 3 \end{cases}$$

模拟试卷一答案

全国计算机等级考试二级 Python 语言程序设计模拟试卷二

一、单项选择题（共 40×0.75=30 分）

1. 利用 print()格式化输出，能够控制浮点数的小数点后三位输出的是（   ）。
   A. {.3}　　　　　B. {.3f}　　　　　C. {:.3}　　　　　D. {:.3f}

2. 下列选项中，符合 Python 语言变量命名规则的是（   ）。
   A. 2_3　　　　　B. ?_1　　　　　C. (PY)　　　　　D. Medicine

3. 下列 Python 关键字中，在异常处理结构中用来捕获特定类型异常的是（   ）。
   A. elif　　　　　B. if　　　　　C. except　　　　　D. def

4. 以下关于 Python 程序中与"缩进"有关的说法中，正确的是（   ）。
   A. 缩进统一为 4 个空格
   B. 缩进是非强制性的，仅为了提高代码可读性
   C. 缩进在程序中长度统一且强制使用
   D. 缩进可以用在任何语句之后，表示语句间的包含关系

5. 使用 while 循环最容易实现的是（   ）。
   A. 数组元素的求和　　　　　B. 循环计数
   C. 字符串拼接　　　　　　　D. 文件读取

6. 生成一个[5, 50]之间随机整数的函数是（   ）。
   A. random.random()　　　　　B. random.uniform(5, 50)
   C. random.randint(5, 50)　　　D. random.randrange(5, 50, 2)

7. 下列选项中，eval()函数的作用是（   ）。
   A. 将 x 转换为浮点数
   B. 将整数 x 转换为十六进制字符串
   C. 计算字符串 x 作为 Python 语句的值
   D. 去掉字符串 x 最外侧引号，当作 Python 表达式评估返回其值

8. 在 jieba 库中，（   ）函数不是用于中文分词。
   A. lcut_for_search()　　　　　B. sorted(x)
   C. add_word()　　　　　　　　D. lcut()

9. 执行下列代码，正确的结果是（   ）。

```
a = 4
b = 2
c = a ** b
d = a % b
result = c + d
```

```
print(result)
```

　　A．16　　　　　B．20　　　　　C．22　　　　　D．18

10．执行下列代码，正确的结果是（　　）。

```
complex_num = 5.6 + 2j
result = complex_num.real
print(result)
```

　　A．5.6　　　　　B．2　　　　　C．2.0　　　　　D．5.6j

11．下面代码的输出结果是（　　）。

```
value = 42
result = type(value)
print(result)
```

　　A．<class 'bool'>　　　　　　　B．<class 'str'>

　　C．<class 'complex'>　　　　　D．<class 'int'>

12．以下关于字符串、列表和集合的描述中，错误的是（　　）。

　　A．字符串是由零个或多个字符组成的有序字符序列

　　B．集合是有序的数据集合

　　C．字符和列表均支持成员关系操作符（in）和长度计算函数（len()）

　　D．字符串和列表都支持切片操作

13．给定字典 FD，（　　）可以清空该字典并保留变量。

　　A．FD.pop()　　B．FD.clear()　　C．FD.remove()　　D．del FD

14．文件的追加写入模式是（　　）。

　　A．'+'　　　　　B．'r'　　　　　C．'a'　　　　　D．'w'

15．以下关于赋值语句的描述中，错误的是（　　）。

　　A．x,y=y,x 不可以实现 x 和 y 值的互换

　　B．a,b,c=b,c,a 是合法的

　　C．在 Python 语言中，"="表示赋值，即将"="右侧的计算结果赋值给左侧变量，包含"="的语句称为赋值语句

　　D．在赋值语句中，可以使用多个赋值操作符进行连续赋值，如 a=b=c=5

16．下面代码的输出结果是（　　）。

```
for i in range(1,9):
    if i/2 == 0:
        break
    else:
        print(i,end =":")
```

　　A．1:2:3:4:5:6:7:8:　　　　　B．1:2:3:4:5:6:7:

　　C．1:2:3:4:5:6:7　　　　　　D．1:3:2:5:4:7:6

17. 运行以下程序，则输出结果是（   ）。

```
for i in range(1, 8):
    if i % 2 == 1:
        print(i, end=":")
    else:
        continue
```

    A．1:   B．1:3:   C．1:3:5:   D．1:3:5:7:

18. 运行以下程序，则输出结果是（   ）。

```
for i in range(1, 8):
    if i % 2 == 1:
        print(i, end=":")
    else:
        break
```

    A．1:   B．1:3:   C．1:3:5:   D．1:3:5:7:

19. 下列选项中，能够最简单地在列表['fish','bees','ants','dog']中随机选取一个元素的是（   ）。

    A．choice()   B．shuffle()   C．sample()   D．random()

20. turtle 库的控制笔落下的函数是（   ）。

    A．pencolor()   B．pendown()   C．goto()   D．begin_fill()

21. 在 Python 中，（   ）是整数类型的数据。

    A．3.14   B．"hello"   C．42   D．[1, 2, 3]

22. Python 内置函数中，len(x)的作用是（   ）。

    A．返回对象 x 的长度或元素个数

    B．将变量 x 转换为整数

    C．创建或将变量 x 转换为一个列表类型

    D．返回给定参数列表元素的最小值

23. 执行下列代码，输出结果是（   ）。

```
x = 10
def func():
    x = 5
    return x
result = func()
print(result)
```

    A．10   B．5   C．None   D．Error

24. 以下函数的定义中，正确的是（   ）。

    A．def my_function(a, c=15):   B．def my_function(a, *c):

    C．def my_function(a, c):   D．def my_function(*a, c+1):

25．运行以下程序，则输出结果是（   ）。

```
s = "富强民主文明和谐自由平等公正法治爱国敬业诚信友善"
print(s[1:24:3])
```

    A．"富主和由公治敬信"   B．"强文谐平正爱业友"

    C．"富强和谐公正敬业"   D．"民主自由法治诚信"

26．以下关于 random 模块的函数的描述中，（   ）函数用于设置随机数生成的种子。

    A．seed()   B．getrandbits()   C．uniform()   D．sample()

27．下列选项中，（   ）方法可以获取当前的日期和时间。

    A．today()   B．now()   C．current()   D．current_datetime()

28．下列描述中，符合递归特征的是（   ）。

    A．使用循环结构解决问题   B．函数调用自身

    C．只能用于整数计算   D．不允许使用条件语句

29．下列选项中，能输出随机列表元素最大值的是（   ）。

    A．print(listF.pop(i))   B．print(listF.reverse(i))

    C．print(listF.max())   D．print(max(listF))

30．假设有两个集合 set1 = {1, 2, 3, 4, 5} 和 set2 = {3, 4, 5, 6, 7}，（   ）表示这两个集合的交集。

    A．set1.intersection(set2)   B．set1.union(set2)

    C．set1.difference(set2)   D．set1.symmetric_difference(set2)

31．下列选项中，（   ）方法用于删除列表中的指定元素。

    A．insert()   B．clear()   C．removed()   D．pop()

32．下列选项中，（   ）是创建空字典的正确方式。

    A．my_dict = {}

    B．my_dict = dict(1:"空字典 1",3:"空字典 2")

    C．my_dict = {[]}

    D．my_dict = dict([])

33．在 Python 中，文件打开模式（   ）表示以读写方式打开文件，如果文件不存在则创建新文件。

    A．'w'   B．'x'   C．'a'   D．'w+'

34．在 Python 中，（   ）方法用于从文件对象中读取所有内容并返回一个字符串。

    A．readall()   B．read()   C．readline()   D．readlines()

35．在 Python 中，（   ）方法用于向文件中写入一个字符串。

    A．write()   B．writeline()   C．writelines()   D．seek()

36．在 Python 中，（   ）函数用于计算一个数的指定次幂。

    A．pow()   B．range()   C．type()   D．round()

37．执行下列代码，输出的结果是（   ）。

```
m = 5
def func(num):
    num *= 2
    return num
result = func(m)
print(result)
```

    A．出错   B．10   C．None   D．Null

38．执行下列代码，输出结果是（　　　）。

```
x=0b1011
print(x)
```

    A．1024   B．11   C．16   D．256

39．执行下面代码，输出结果是（　　　）。

```
l1 = "The Python language is known for its versatility and readability."
l2 = l1.replace(known, celebrated)
print(l2)
```

    A．The Python language is known for its versatility and readability.

    B．['The','python','language', 'is','celebrated', 'for', 'its', 'versatility', 'and', 'readability.']

    C．系统报错

    D．The Python language is celebrated for its versatility and readability.

40．执行下列代码，输出结果是（　　　）。

```
sum = 0
for i in range(2,101):
    if i % 2 == 0:
        sum -= i
    else:
        sum += i
print(sum)
```

    A．−50   B．−51   C．49   D．50

二、判断题（共 10×1=10 分）

1．Python 支持多重继承。   （　　　）

2．在 Python 中，range() 函数生成的对象是一个列表。   （　　　）

3．在 Python 中，None 是一个数据类型。   （　　　）

4．Python 支持运算符重载。   （　　　）

5．Python 中的集合是可变的。   （　　　）

6．在 Python 中，break 语句用于退出当前循环。   （　　　）

7．在 Python 中，import 语句用于导入模块。   （　　　）

8．Python 不支持异常处理。 （　　）

9．在 Python 中，使用 def 关键字定义函数。 （　　）

10．input()函数返回的数据类型为字符串。 （　　）

三、程序填空题（共 3×5=15 分）

1．阅读如下代码中，请补全横线上的代码，不修改其他代码，实现下面功能：让用户输入一个符号作为填充字符，将"PYTHON"字符串以 34 字符宽、居右、其余部分以填充字符的形式格式化输出。示例如下（其中的数据仅用于示意）：

例如：使 sample 居右。

输入：¥

输出：¥¥¥¥¥¥¥¥¥¥¥¥¥¥¥¥¥¥¥¥¥¥¥¥¥¥¥¥sample

```
x = input("请在此输入填充符号：")
y = "sample"
print("{_____①_____}".format(_____②_____))
```

2．阅读下列代码，请补全横线上的代码，不修改其他代码，实现以下功能：键盘输入一段中文文本，不含标点符号和空格，命名为变量，采用 jieba 库对其进行分词，求出该文本中一共分了多少个分词，并且统计平均词长为多少。

例如：

键盘输入：Python 程序设计语言

输出：['Python', '程序设计', '语言']

总共分词数量：3

平均词长：4.00

```
import jieba
txt = input("请输入一段中文文本:")
ls = _____①_____
total_words = _____②_____
print(ls)
print("总共分词数量: {}".format(total_words))
print("平均词长: {_____③_____}".format(len(txt) / total_words))
```

3．阅读下列代码，请补全横线上的代码，不修改其他代码，实现以下功能：

已知十二星座的 Unicode 编码范围为 9800 到 9811 之间的正整数，请在键盘上随机输入一个 9800 到 9811 之间的正整数，将以下五个数均按照如下的格式输出到屏幕上，n-2,n-1,n,n+1,n+2，且输出的宽度为 20 个字符，用%填充，居左。

例如：

输入：9808

输出：♎♏♐♑♒%%%%%%%%%%%%%%%

```
n = eval(input("请输入一个数字:"))
```

```
print("{_____①_____}".format(_____②_____))
```

四、编程题（共 2×12.5=25 分）

1. 补全横线上的代码，不修改其他代码，实现以下功能：使用 turtle 库的 turtle.color() 函数和 turtle.circle() 函数绘制一个半径为 40 的圆形，同时绘制一个边长为 80 的正方形，相交于圆，如图 2 所示。

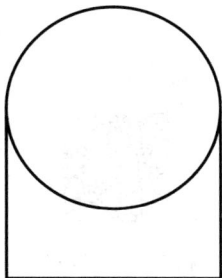

图 2

```
import turtle
turtle. _____①_____
turtle.penup()
turtle.goto(_____②_____)
turtle.pendown()
for i in range(3):
    turtle. _____③_____
    turtle.fd(80)
```

2. 请补全横线上的代码，不修改其他代码，实现以下功能：

某商店出售某品牌运动套装，每套定价 300 元，1 套不打折，2 套（含）到 5 套（含）打 85 折，6 套（含）到 9 套（含）打 75 折，10 套（含）以上打 68 折，键盘输入购买数量，屏幕输出总额（保留整数）。

示例如下：

输入：1
输出：总金额：300

```
def price(num):
    set_price = 300
    if num == 1:
        total_price = _____①_____
    elif 2 <= num <= 5:
        total_price = int(_____②_____)
    elif 6 <= num <= 9:
        total_price = int(set_price * num * 0.75)
```

```
        else:
            total_price = int(set_price * num * 0.68)
        return _____③_____
input_num = int(input("请输入购买数量: "))
result = price(input_num)
print(f"购买 {input_num} 套的总额为 {result} 元")
```

五、综合应用（共 1×20=20 分）

使用函数，计算 36 和 48 的最大公约数。

模拟试卷二答案

全国计算机等级考试二级 Python 语言程序设计模拟试卷三

一、单项选择题（共 40×0.75=30 分）

1. 以下关于 while 和 for 循环的说法中，正确的是（   ）。
   A．所有 while 循环功能都可以用 for 循环替代
   B．while 循环和 for 循环分别适用于不同类型的任务
   C．while 循环和 for 循环完全相同，可以互换使用
   D．for 循环不能实现 while 循环的功能

2. 生成一个[1, 100]之间的随机偶数的函数是（   ）。
   A．random.random()
   B．random.uniform(1, 100)
   C．random.randint(1, 100)
   D．random.randrange(2, 100, 2)

3. 执行下列代码，输出结果为（   ）。

```
x = 3
y = 2
z = x * y
w = z + 1
x += w
result = x - y
print(result)
```

   A．6   B．7   C．8   D．9

4. 执行下列代码，正确的结果是（   ）。

```
comp_num = 8 - 6j
output = comp_num.imag
print(output)
```

   A．-6   B．8   C．6   D．-8j

5. 执行下列代码，输出结果是（   ）。

```
my_str = "Hello, World!"
output = type(my_str)
print(output)
```

   A．<class 'float'>
   B．<class 'complex'>
   C．<class 'bool'>
   D．<class 'str'>

6. 以下关于赋值语句的描述中，错误的是（   ）。
   A．a += b 表示将 a 和 b 相加的结果再赋给 a

B. c -= d 表示将 c 减去 d 的结果再赋给 d

C. 在 Python 语言中,"="表示赋值,即将"="右侧的计算结果赋值给左侧变量,包含"="的语句称为赋值语句

D. 赋值与二元操作符可以组合,如 -=

7. 下列选项中,可用作 Python 标识符的是(　　)。

A. 3B7789　　　B. def　　　C. it's　　　D. ___

8. 运行以下程序,从键盘输入 2+4 与 8j,则输出结果是(　　)。

```python
a=eval(input())
b=eval(input())
result =abs(a+b)
print(result)
```

A. <class 'int'>　　　　　　B. 8

C. <class 'float'>　　　　　D. 10.0

9. 运行以下程序,则输出结果是(　　)。

```python
for i in range(1, 8):
    if i % 2 == 0:
        break
    else:
        print(i, end=":")
```

A. 1:　　　B. 1:2:　　　C. 1:3:　　　D. 1:3:5:

10. 为实现下列函数,使得利用 shuffle() 函数打乱列表 10,20,30,40,50 的顺序,正确的选项是(　　)。

```python
my_list = [10, 20, 30, 40, 50]
shuffle(my_list)
print(my_list)
```

A. shuffle([10, 20, 30, 40, 50])　　　B. shuffle(10, 20, 30, 40, 50)

C. shuffle([10, 20, 30, 40, 50], 2)　　　D. from random import shuffle

11. turtle 库的控制图形填充的函数是(　　)。

A. pencolor()　　B. pendown()　　C. goto()　　　D. begin_fill()

12. 在 Python 中,用于表示复数关键字的是(　　)。

A. complex　　　　　　　　B. imaginary

C. imaginary_number　　　　D. complex_number

13. 基本的 Python 内置函数 abs(x) 的作用是(　　)。

A. 返回对象 x 的长度或元素个数

B. 返回参数 x 的绝对值

C. 创建或将变量 x 转换为一个列表类型

　　D．返回给定参数列表元素的最小值

14．执行下列代码，输出结果是（　　　）。

```
y = 20
def func():
    global y
    y += 5
    return y
result = func()
print(result)
```

　　A．20　　　　　　　B．25　　　　　　　C．5　　　　　　　D．Error

15．运行以下程序，则输出结果是（　　　）。

```
s = "冰冻三尺，非一日之寒"
print(s[::-1])
```

　　A．"之，一,,，三，冰"　　　　　　B．"寒之日一非，尺三冻冰"

　　C．"寒日非尺冻"　　　　　　　　　D．"冰冻三尺，非一日之寒"

16．在 random 模块中，（　　　）函数用于生成指定范围内的随机小数。

　　A．seed()　　　　B．getrandbits()　C．uniform()　　　D．sample()

17．（　　　）方法用于将日期时间对象格式化为字符串。

　　A．format()　　　B．strftime()　　C．to_string()　　D．convert_to_string()

18．下列场景中，（　　　）最适合使用递归。

　　A．循环遍历列表元素　　　　　B．计算阶乘

　　C．线性搜索数组　　　　　　　D．执行文件输入输出操作

19．假设有两个集合 set1 = {1, 2, 3, 4, 5} 和 set2 = {3, 4, 5, 6, 7}，（　　　）表示这两个集合的差集。

　　A．set1.intersection(set2)　　　　B．set1.union(set2)

　　C．set1.difference(set2)　　　　　D．set1.symmetric_difference(set2)

20．下列选项中，（　　　）方法表示向列表中插入一个元素到指定位置。

　　A．insert()　　　B．clear()　　　　C．copy()　　　　D．remove()

21．下列选项中，（　　　）是创建带有初始键值对的字典的正确方式。

　　A．my_dict = dict(key1=value1, key2=value2)

　　B．my_dict = {key1:value1, key2:value2}

　　C．my_dict = dict[(key1, value1), (key2, value2)]

　　D．my_dict = dict([key1, value1, key2, value2])

22．在 Python 中，下列文件打开模式中，（　　　）表示以只读方式打开文件，如果文件不存在则抛出异常。

　　A．'r'　　　　　　B．'w'　　　　　　C．'x'　　　　　　D．'a'

23．在 Python 中，（　　　）方法用于从文件对象中读取一行并返回一个字符串。

A．readall()　　　B．read()　　　C．readline()　　　D．readlines()

24．在 Python 中，（　　）方法用于移动文件指针到指定位置。

A．write()　　　B．writelines()　　C．seek()　　　D．tell()

25．在 Python 中，（　　）函数用于生成一个范围内的整数序列。

A．list()　　　B．input()　　　C．classmethod() D．range()

26．利用 print()格式化输出，能够控制浮点数的小数点后三位输出的是（　　）。

A．{.3}　　　B．{.3f}　　　C．{:.3}　　　D．{:.3f}

27．执行下面代码，输出结果是（　　）。

```
a = 1
while(a<=2):
    print('计数：',a)
    a = a + 1
```

A．计数：1
计数：2
B．计数：1
C．计数：0
D．出错

28．执行下面代码，输出结果是（　　）。

```
def perimeter(r, pi = 3.14159):
    return 2*pi * r
print(perimeter(pi = 3.14, r = 4))
```

A．25.12　　　B．无输出　　　C．出错　　　D．50.24

29．以下关于函数的描述中，错误的是（　　）。

A．使用函数主要有两个目的：增加代码复用和降低编程难度
B．函数是一段具有特定功能的、可重用的语句组
C．函数定义后，不需要经过调用就可以直接使用
D．函数包括两个部分：函数的定义和函数的调用

30．关于 Python 的列表，以下描述错误的是（　　）。

A．在 Python 中，列表用中括号[]表示
B．Python 列表是一个可以修改数据项的序列类型
C．Python 列表的长度是不可以改变的
D．Python 列表是包含 0 个或者多个对象引用的有序序列

31．print(0.5-0.2==0.3）语句的输出结果是（　　）。

A．false　　　B．False　　　C．True　　　D．true

32．在 Python 中，可以用 import 或 from...import 来导入相应的模块。模块名为 module_name，函数名为 func_eg1。下列选项中，描述错误的是（　　）。

A．从某个模块中导入某个函数，格式为：from func_eg1 import module_name

    B．将整个模块导入，格式为：import module_name

    C．将某个模块中的全部函数导入，格式为：from module_name import *

    D．从某个模块中导入多个函数，格式如：from module_name import func_eg1,
       func_eg2, func_eg3

33．执行以下代码，输出结果是（   ）。

```
print("{1}:{0:.6f}".format(3.1415926,"π"))
```

    A．π：3.141593   B．π：3.141592

    C．3.14159：π   D．3.141592：π

34．以下关于代码执行的描述中，错误的是（   ）。

```
import random
random.seed(20)
print(random.randrange(0,50))
```

    A．seed()函数用于设置初始化随机数种子

    B．import random 用于导入 random 库

    C．random.randrange(0,50)生成一个 0～50 之间随机整数

    D．因为 random()函数是产生随机数，所以同一台机器每次执行输出不同的随机
       整数

35．给出如下代码：

```
ls = ["duck","cat"]
def fun_animals(a):
    ls.append(a)
    return
fun_animals("dog")
print(ls)
```

下列选项中，描述错误的是（   ）。

    A．ls.append(a)中的 ls 是列表类型

    B．fun_animals(a)中的 a 为非可选参数

    C．ls.append(a)中的 ls 是全局变量

    D．执行代码，输出结果为['dog','duck']

36．给定以下代码片段：

```
s1 = "蜜蜂"
print("在花园里，{0}们忙碌地采集花蜜，然后返回到蜂巢。".format(s1))
```

下列选项中，正确的输出是（   ）。

    A．"在花园里，{0}们忙碌地采集花蜜，然后返回到蜂巢。".format("蝴蝶")

    B．"在花园里，{0}们忙碌地采集花蜜，然后返回到蜂巢。".format(s1)

    C．"在花园里，蜜蜂们忙碌地采集花蜜，然后返回到蜂巢。"

D．"在花园里，s1 们忙碌地采集花蜜，然后返回到蜂巢。"

37．下列选项中，不是 Python 中用于开发用户界面的第三方库的是（   ）。

A．PyQt5   B．datetime   C．wxPython   D．PyGTK

38．下面代码的执行结果是（   ）。

```
ls = [[1,2,3,4], [[4,5],6], [6,7,8], [9]]
print(len(ls))
```

A．11   B．4   C．5   D．3

39．下列选项中，属于 Python 语言中合法的二进制整数的是（   ）。

A．0b1010   B．0b2A01   C．0B11C0   D．0bXYZF

40．执行以下程序，不可能输出的结果是（   ）。

```
from random import *
print(sample({1,2,3,4,5},3))
```

A．[1,2,3]   B．[1,4,3]   C．[4,1,5]   D．[1,3,3]

二、判断题（共 10×1=10 分）

1．在 Python 中，字符串可以使用"+"操作符进行拼接。   （   ）

2．在 Python 中，while 循环的条件是可选的。   （   ）

3．Python 不支持单行和多行注释。   （   ）

4．Python 中的列表是可哈希的。   （   ）

5．Python 的 open() 函数用于打开文件。   （   ）

6．在 Python 中，lambda() 函数是匿名函数。   （   ）

7．Python 中的 assert 语句用于进行条件测试。   （   ）

8．在 Python 中，for 循环可以遍历字符串。   （   ）

9．在 Python 中，可以使用 try-except 语句来捕获异常。   （   ）

10．Python 的标准库中不包含数学相关的模块。   （   ）

三、程序填空题（共 3×5=15 分）

1．阅读如下代码，请补全横线上的代码，不修改其他代码，实现下面功能：获取一个由汉字、字母、数字、英文逗号组成的输入，计算该输入中所有词汇的个数，并输出。示例如下（以下示例仅供举例）：

输入：

张三,老师,23,同学,Zhong

输出：

词汇个数为：5

```
def count_words(input_str):
    words = [word.strip() for word in input_str.split('_____①_____')]
```

```
        word_count = _____②_____
        return word_count
    user_input = input("请输入由汉字、字母、数字、英文逗号组成的字符串：")
    result = count_words(user_input)
    print("词汇个数为：", _____③_____)
```

2. 阅读如下代码，请补全横线上的代码，不修改其他代码，实现下面功能：获得用户输入的浮点数，以 15 字符宽度、居中输出这个浮点数，小数点后保留 3 位数。示例如下（以下示例仅供举例）：

请输入一个浮点数：3.14

浮点数是：3.140

请输入一个浮点数：3.1415926

浮点数是：3.142

```
    f = eval(input("请输入一个浮点数:"))
    print("浮点数是:{ _____①_____ }".format(f))
```

3. 请补全横线上的代码，不修改其他代码，实现以下功能：以 120 为随机数种子，随机生成 10 个在 1（含）到 500（含）之间的随机数，每个随机数后跟随一个冒号进行分隔，屏幕输出这 10 个随机数。（注意：请在横线上填入一行代码或表达式。）

```
    import random
    _____①_____
    for i in range(_____②_____):
        print(_____③_____, end=":")
```

四、编程题（共 2×12.5=25 分）

1. 用 turtle 库绘制菱形（图 3），相邻两边长度分别为 150，邻角分别为 45° 和 135°，线条粗 5 像素，颜色为紫色。

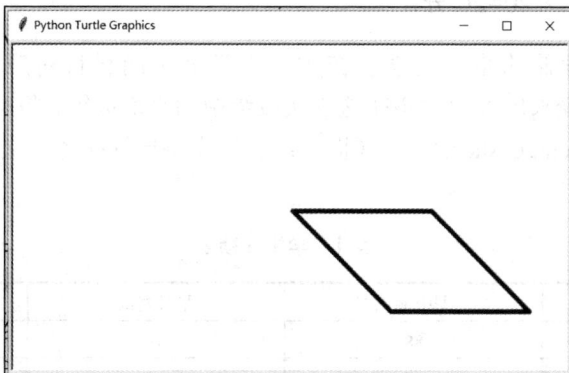

图 3

```
import turtle
turtle.pensize(5)
turtle.pencolor("purple")
for _ in range(_____①_____):
    turtle.forward(_____②_____)
    turtle.right(_____③_____)
    turtle.forward(150)
    turtle.right(135)
turtle.hideturtle()
turtle.done()
```

2. 阅读下列代码，请补全省略号和横线处的代码，可修改其他代码，实现下面功能：代码中定义了一个字符串 dela='-+*/()*&^^￥%$#@!~'，dela 中包含了需要去除的字符。获取用户输入的文本，去除字符串 dela 中的字符，用 jieba 精准分词后，统计并输出其中词语的个数。

例如：

输入：机会是&*留给%￥%##有准)+-备的人

输出：替换之后是：机会是留给有准备的人

里面有 7 个词语。

```
import jieba
dela = '-+*/()*&^^￥%$#@!~'
s = input("请输入一句话:")
print("\n这句话是:{}".format(_____①_____))
...②
print("替换之后是:{}".format(_____③_____))
print("里面有 {}个词语。".format(_____④_____))
```

五、综合应用（共 1×20=20 分）

在表 1 中，存储的是一名学生在大一上学期不同科目对应的三次成绩，名为 sheet1.csv。根据此表求出每门学科在这三次成绩中的平均成绩，将结果输出在一个文件夹下面，命名为 average_sheet1.txt。（提示：首先需要自行在考生文件夹下建立表 1 的 sheet1.csv 文件。）

表 1 学生成绩表

课程表	期中测试	平时测试	期末测试
计算机基础 1	88	98	78
中医针灸	85	95	82
解剖学	77	97	80
有机化学	89	98	79
中医临床学	85	96	78

例如：最终的输出为

计算机基础 1：88.00

中医针灸：87.33

解剖学：84.67

有机化学：88.67

中医临床学：86.33

```
# 以下代码为提示框架
# 请在...处填入一行或多行代码
# 注意：提示框架代码可以任意修改，以完成程序功能为准

fi=open("sheet1.csv","r")
fo=open("average_sheet1.txt","w")
ls=[]
...①
fi.close()
fo.close()
```

模拟试卷三答案

参 考 文 献

董付国，2020．Python 程序设计实用教程[M]．北京：北京邮电大学出版社．

金一宁，杨俊，韩雪娜，2023．Python 程序设计简明教程[M]．2 版．北京：科学出版社．

刘德山，2022．Python 3 程序设计[M]．北京：人民邮电出版社．

刘盈，谷建涛，闫海波，等，2023．基于 OBE 理念的 Python 程序设计课程实践案例教学[J]．计算机教育（1）：21-27．

苗玥，2021．医学院校 Python 程序设计课程混合教学模式实验研究[J]．高教学刊，7（16）：100-103．

嵩天，黄天羽，杨雅婷，2024．Python 语言程序设计基础[M]．3 版．北京：高等教育出版社．

王辉，张中伟，2020．Python 实验指导与习题集[M]．北京：清华大学出版社．

夏敏捷，尚展垒，2024．Python 程序设计实践教程：实验指导与习题集[M]．北京：清华大学出版社．

朱雷，2022．Python 工匠：案例、技巧与工程实践[M]．北京：人民邮电出版社．

ERIC MATTHES，2016．Python 编程：从入门到实践[M]．袁国忠，译．北京：人民邮电出版社．

LUCIANO RAMALHO，2017．流畅的 Python[M]．安道，吴珂，译．北京：人民邮电出版社．

PAUL BARRY，2012．Head First Python（中文版）[M]．乔莹，林琪，译．北京：中国电力出版社．

TOBY SEGARAN，2015．集体智慧编程[M]．莫映，王开福，译．北京：电子工业出版社．

WESLEY J CHUN，2008．Python 核心编程[M]．宋吉广，译．2 版．北京：人民邮电出版社．

CRAIG LARMAN, 2004. Applying UML and Patterns: An Introduction to Object-Oriented Analysis and Design and Iterative Development[M]. New York: Prentice Hall.

ERICH GAMMA, RICHARD HELM, RALPH JOHNSON, et al., 1994. Design Patterns: Elements of Reusable Object-Oriented Software[M]. Massachusetts: Addison-Wesley.